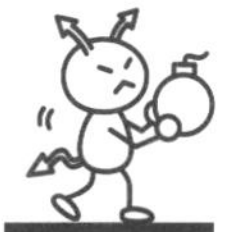

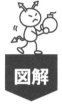

図解

専門医がしっかり教える
腰痛の話

脊椎外科専門医・フィットネストレーナー
吉原 潔
Kiyoshi Yoshihara

日本文芸社

はじめに

整形外科は、背骨と四肢を主な治療対象にした運動器（体を動かす仕組み）の疾患を扱う診療科です。その中でも、私は背骨と骨盤の異常を診る「脊椎外科《せきついげか》」という分野を専門にしています。背骨の医者と表現するほうがわかりやすいかもしれません。実際には骨だけではなく、骨の中を通る脊髄《せきずい》と呼ばれる神経や、この神経によって支配される筋肉の異常も守備範囲です。

私のクリニックを訪れる患者さんの大半は、首や背中の痛み、肩こり、腰痛、手足のしびれ、背骨の曲がりなどのトラブルを抱えています。最も多いのは「腰痛」の方ですが、これは脊椎外科に限ったことではありません。街の整形外科でも同様で、世の中には腰痛でお悩みの方がたくさんいるのです。

動物は４本足から進化して人間は２本足になりました。よく腰痛は人間の宿命などといわれたりもしますが、４本足の犬でも椎間板ヘルニアはありますし、単純に二足歩行という理屈だけでは、なぜ腰痛が起きているのかは説明できません。それだけに、学問的に見ても「腰痛」は奥が深いのです。

腰痛を改善するためには、姿勢に気をつけたり、リハビリを行うのが一般的です。そのときにトレーナーとしての知識が役に立ちます。実は私自身が腰痛持ちのため、自分の体のメンテナンスを行う際、筋トレを主体とした運動を日頃から実践しています。それが高じてトレーナーの資格を手に入れたほどです。

本書ではトレーナーの視点を取り入れた、セルフケアやエクササイズを公開いたします。この本を手にとられた方々が、腰痛を克服して元気な日々を送れるよう心から応援しています。

脊椎外科専門医・フィットネストレーナー　吉原 潔

目次

第2章 名医が教える！ 自宅でできる腰痛ケア

第3章 心と体を整えて腰痛を遠ざける生活習慣

第1章

原因を知れば腰痛は治せる！

この章では腰の痛みを引き起こす疾病について触れながら、一般的な腰痛の治療法や手術の種類などを紹介。腰痛に関わる基礎知識を広く解説していきます。

腰痛は5人に1人が抱える国民病!?

腰の不調は発症すると治りにくい

全国の世帯および世帯員を対象に、厚生労働省が２０１９年に行った「国民生活基礎調査」によれば、**自覚症状がある体の不調の中で、腰痛と答えた人は男性が１位、女性では肩こりに次いで２位といった結果が報告されています。**こうした傾向はここ10年ほど変わらずに続いているもので、しかも昨今のテレワークやコロナ禍での外出自粛による運動不足の影響もあり、腰痛を訴える人が今後さらに増えていくことが予想されます。

また、**腰痛は治りにくいという点も、腰痛人口の増加を助長している一面があります。**日本整形外科学会・日本腰痛学会の「腰痛診療ガイドライン２０１９」によると、３ヵ月で症状が改善した人が約30％いる一方で、１年経過しても痛みのある人が60％以上にのぼるとあります（原因不明の腰痛の場合）。ほかにも、腰痛に悩む人が全人口のおよそ20％にあたる２０００万人以上いるという推計や、日本人の約80％が「生涯のうち一度は腰痛を経験する」という調査結果もあり、**今や腰痛は国民病の１つになったといっても過言ではないでしょう。**

実は、私も「腰椎《ようつい》すべり症」と「腰椎分離症」があるため、ストレッチや筋トレによるケアを続けています。ですから、患者さんの痛みや悩みは他人事ではありません。少しでも多くの人が腰痛から解放されるよう、同じトラブルを抱える１人として、アドバイスや手当てを心がけています。

最も多い不調は腰痛だった！

下記のグラフから、男女ともに腰痛を訴える人が多いのがわかります。女性は順位こそ２位ですが、1位の肩こりとの差はわずか。性別は関係ないようです。

男女別にみた自覚症状のある不調のトップ5

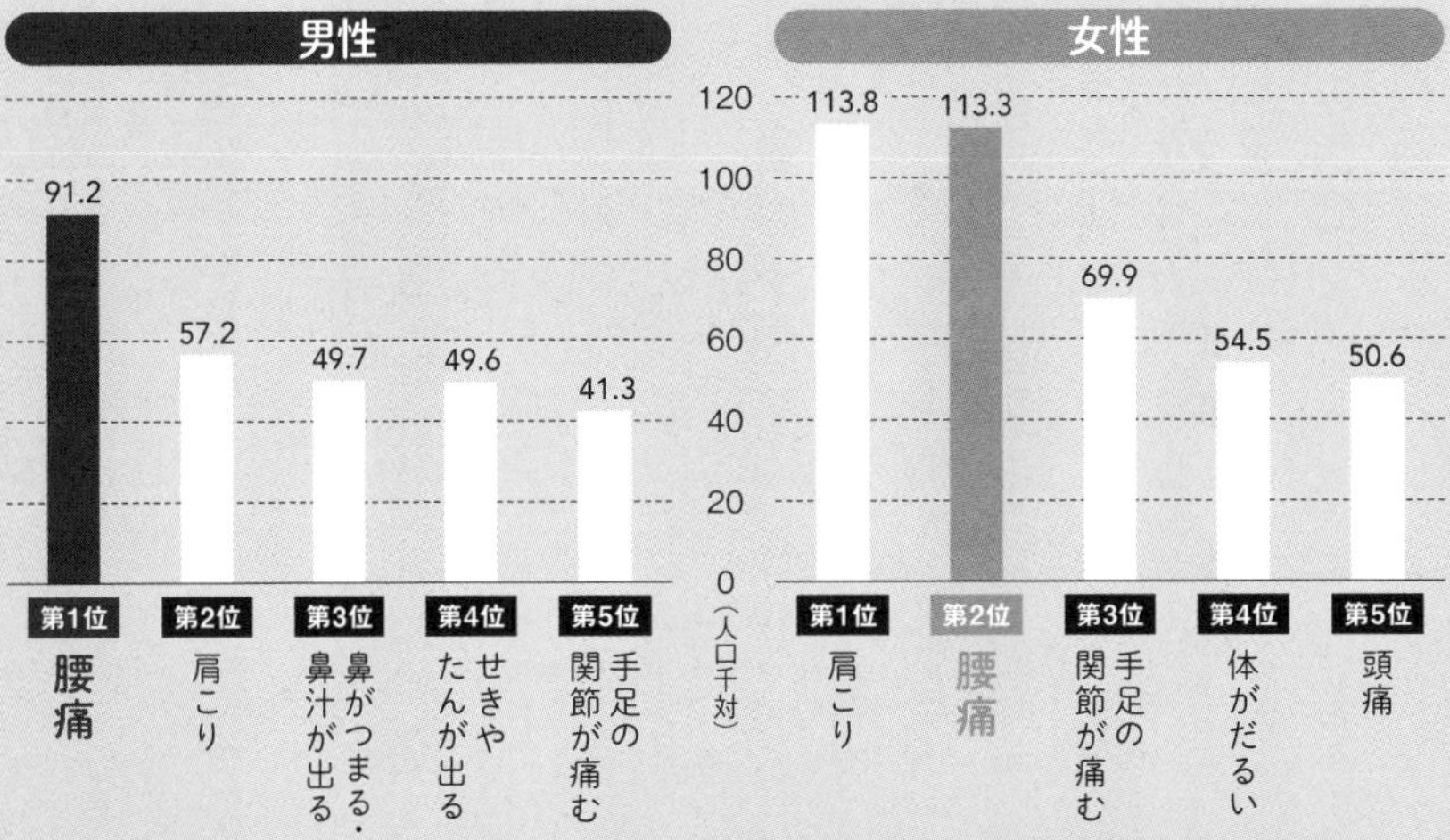
男性
女性
120
100
80
60
40
20
0
（人口千対）
91.2
57.2
49.7
49.6
41.3
第1位 腰痛
第2位 肩こり
第3位 鼻がつまる・鼻汁が出る
第4位 せきやたんが出る
第5位 手足の関節が痛む
113.8
113.3
69.9
54.5
50.6
第1位 肩こり
第2位 腰痛
第3位 手足の関節が痛む
第4位 体がだるい
第5位 頭痛

出典：厚生労働省2019年「国民生活基礎調査」の「性別にみた有訴者率の上位5症状」をもとに作成、一部改変。

腰痛を発症すると半数以上が慢性化してしまう!?

「腰痛は治りにくい」と世間でいわれるように、発症すると60%以上の人が1年後も症状が続き、こじらせてしまう傾向も見られます。

腰痛を発症してからの経過

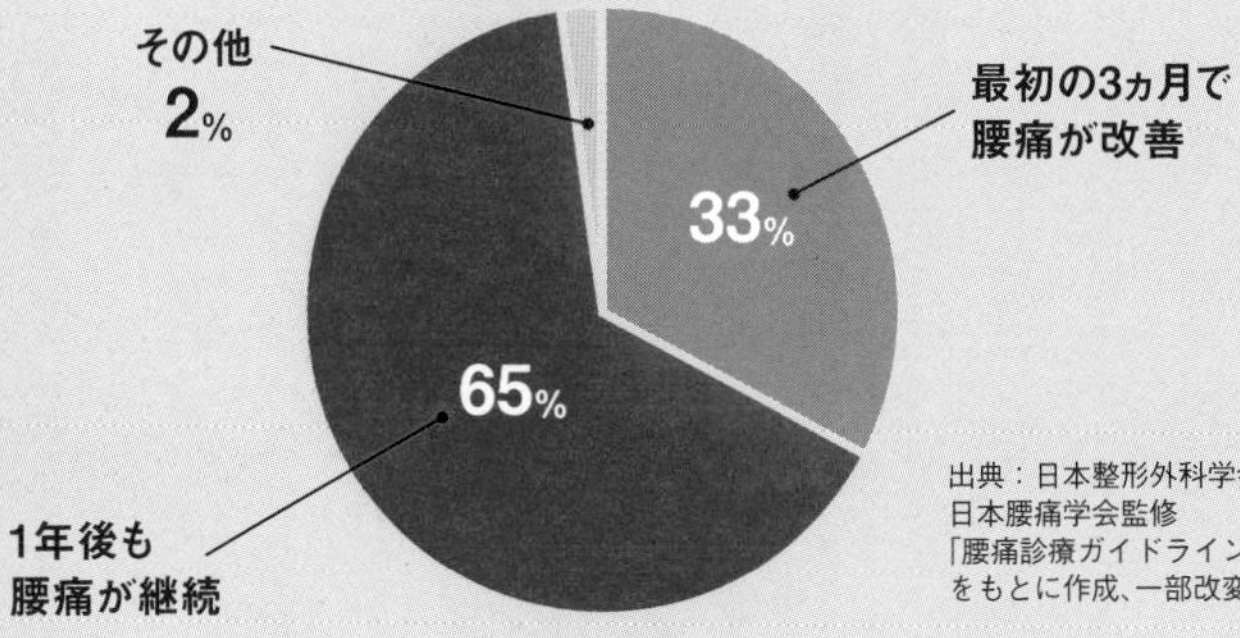
その他
2%
最初の3ヵ月で
腰痛が改善
33%
65%
1年後も
腰痛が継続

出典：日本整形外科学会・
日本腰痛学会監修
「腰痛診療ガイドライン2019」
をもとに作成、一部改変。

腰痛が治らずに悩んでいる人が多い！

腰痛を克服すれば人生100年時代を楽しく過ごせる！

腰をかばい過ぎるのも逆効果!?

腰という漢字は、肉体を表す「肉月《にくづき》」の「月」に「要《かなめ》」を組み合わせてできています。これは腰が体の中心であり、動作の要となることを意味したものです。立つ、座る、歩く、走るなど、読んで字のごとく、腰が安定して正しく機能しなければ、日常生活もままなりません。**腰の不調をきちんとケアする、予防するといった行動は、長い目でみれば健康寿命（健康上の問題がなく日常生活を送れる期間）を延ばす要因の1つになるともいえるでしょう。**

とはいえ、腰を大事にし過ぎるあまり、全く動かさない、重たいものを持たないなどの極端な行動は問題ありです。これは、腰に痛みのある人、過去に腰痛で悩んだ人によく見られるパターンですが、用心のために日常の行動を制限して出歩かなくなり、腰痛のリスクを回避しようとします。**特にシニアの場合は、痛みへの不安と恐怖から活動が消極的になりがち。ただでさえ加齢による筋肉の衰えが否めないのに、体を動かさないことで筋力の低下や関節の不具合を招けば、健康寿命を縮めてしまうという皮肉な結果に繋がりかねません。**

腰痛に対して臆病になり過ぎず、前向きな気持ちで家事をこなしたり、趣味を満喫したりしながら、徐々に腰のコンディションを整える、予防に努めるのが理想的です。今や人生100年時代、元気な腰を原動力に、健康で生き生きと、自立した時間を少しでも長く楽しみたいものです。

腰はあらゆる動作の要

腰は体の中心として、また、動作の要として重要な役割を果たす部位。腰の不調への的確な対処や予防が、健康な体を維持する上でも大切になります。

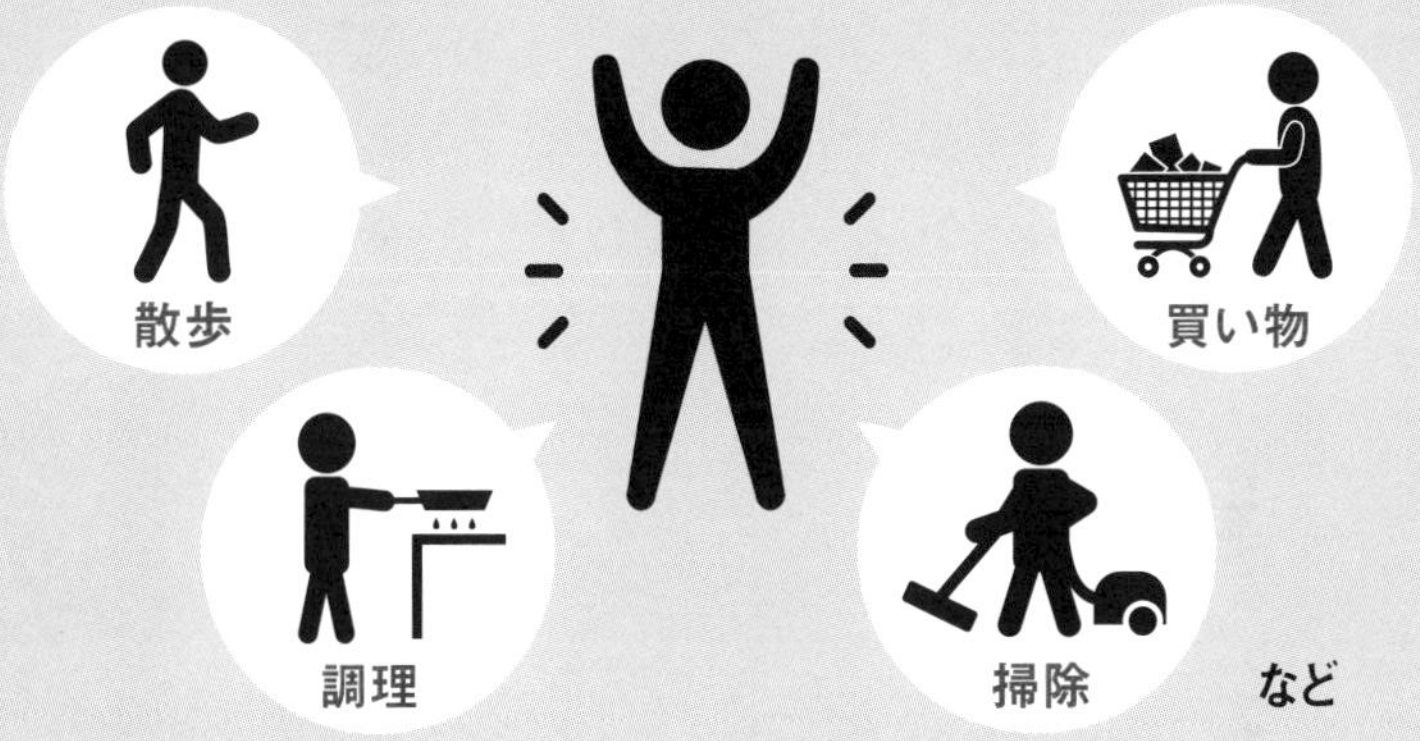
散歩
買い物
調理
掃除
など

腰が元気なら年を重ねても色々なことができる!

腰の不調が健康寿命をおびやかす原因になる!?

中高年になるほど、腰をかばうために自己規制して、行動制限をしがち。健康な体を目指すなら、体も腰も無理なく動かし、慣らしていきましょう。

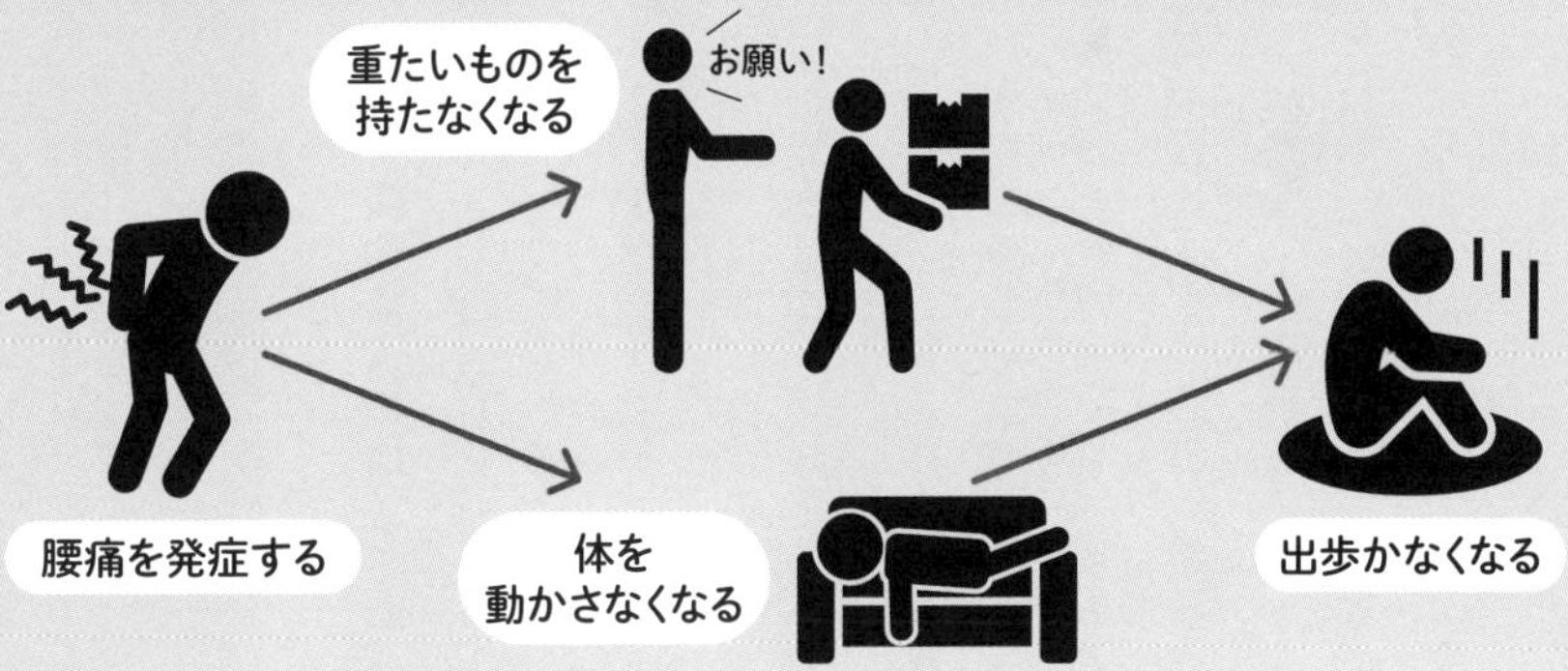
重たいものを
持たなくなる
お願い!
腰痛を発症する
体を
動かさなくなる
出歩かなくなる

体を動かさないとロコモのリスクも

体を動かさなくなってしまうと、筋力の低下や関節の不調を招くほか、シニア世代では「ロコモティブシンドローム」のリスクも高まります。

『病院に行けば治る』は誤解！腰痛は楽観的な人ほど早く治る

不安や恐怖が痛みを呼ぶことも

患者さんの中には「病院に行けばどんな病気も100%治る」と思い込んでいる人がいます。

確かに治療をするのは医師の役目ですが、元の健康な体に戻るかどうかは、患者さん自身の力によるところが大きいのです。腰痛に関しても医師が注射を打ったり、薬を処方したりしても、本人の「自分で治すぞ」といった意志がなければ、病状は好転していきません。医師に頼りきり、任せきりにするのではなく、リハビリやセルフケア、生活習慣の改善など、「自分でできることは何でもやっていこう」という積極的かつ前向きな気持ちが大切です。

ちなみに、私はこれまで多くの患者さんと接してきましたが、楽観的な人のほうが治りも早いようです。痛みにおびえてばかりではなく、「明日になればよくなるかも？」くらいの大らかな気持ちが、回復の手助けになるのでしょう。

逆に、なかなか症状が改善しないタイプは、マイナス思考の強い人。「また痛みが出なければいいな、再発しなければいいな」など、**常日頃から不安や恐怖にかられる後ろ向きのメンタルが、痛みを助長させてしまいます。**

極度に神経質な人も同じで、毎日の痛みの程度や症状をメモするなど、病気にナーバスになり過ぎて「ハマった状態」になるケースも目にしました。病気と向き合うのはいいことですが、度を越してとらわれないようにしたいものです。

楽観的な人のほうが腰痛は治りやすい!

セルフケアやリハビリなど、自分でやれることをしっかり実践できる人、「何とかなるさ」と前向きな気持ちをもてる人は腰痛からの卒業が早めです。

腰痛が治りにくい人の特徴

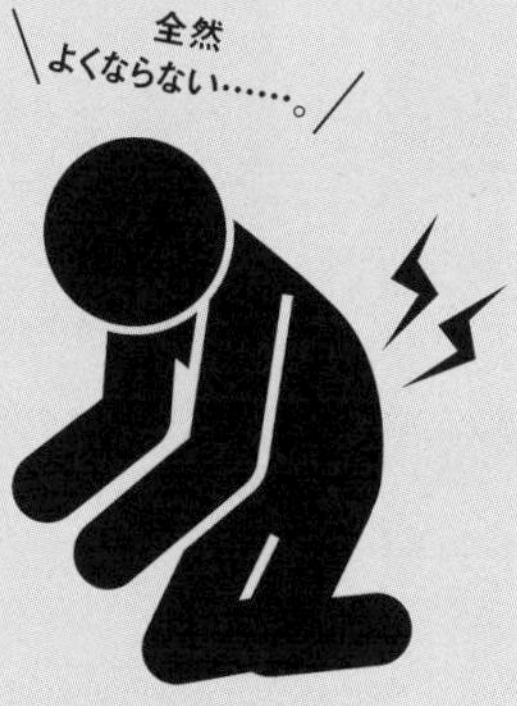
全然
よくならない……。

- ☑ 病院へ行けば治ると思い込んでいる。
- ☑ すぐに医師や民間療法を頼り、誰かに何とかしてもらいたいと考えている。
- ☑ 痛みを恐れて自分で治そうとせず、セルフケアやリハビリなどにもとり組まない。
- ☑ ネガティブな思考をしがち。
- ☑ 極度に痛みや再発を恐れている。

マイナス思考の人は要注意!

医師任せで自分では何もしない人、痛みへの不安や恐怖で前向きになれない人は、腰痛からなかなか逃れられません。

腰痛が治りやすい人の特徴

痛みはあるけれど
きっと明日には
よくなっているはず!

- ☑ 「自分で治す」という意識が高く、セルフケアやリハビリにも積極的にとり組む。
- ☑ 「段々よくなる」と楽観的に構えられる。
- ☑ ポジティブ思考。
- ☑ 「今できることを無理なくやる」など、現状の能力を冷静に判断できる。

早く治したいならポジティブに

自分で不調を克服しようとする積極性のある人、多少の痛みがあっても前向きに病状をとらえられる人は治癒も早くなります。

そもそも腰痛って何？

痛む期間によって3つに分類

腰痛について解説する前に、みなさんは腰がどこからどこまでの部位を指すのかご存じでしょうか。何となく「ベルトを締めるお腹を中心に、その上下あたり」というのが共通認識かもしれませんが、実は正式な定義がなく、あくまで「腰はこのあたり」としか答えられないのです。

少し専門的な話をしますと、一般的に背骨と呼ばれる脊椎《せきつい》は、上から順に7個の頸椎《けいつい》（首）、12個の胸椎《きょうつい》（背中）、5個の腰椎《ようつい》（腰）に加えて、骨盤にある仙骨《せんこつ》と尾骨《びこつ》で形成されています（P.65参照）。この腰椎と仙骨のある部分が、みなさんの思い描く腰の範囲に近いような気もします。そして、その領域の関節や骨、筋肉などの不調が、痛みをはじめ炎症、損傷といった症状で表れるのが、主な「腰痛」といえるでしょう。

ちなみに、腰痛とは病気の名前ではなく、腰部周囲の痛みや張りなどの不快感を示す症状の総称。正しくは「腰痛症」といい、痛みの継続期間で3つに分類することができます。発症してから4週間未満で痛みが治まるものが「急性腰痛症」で、ぎっくり腰と呼ばれる状態がこれに含まれます。さらに痛みが3ヵ月続くと「亜急性《あきゅうせい》腰痛症」、それ以上痛みが継続する場合は「慢性腰痛症」にあたります。

腰は上半身と下半身の要となるつなぎ目部分。動かす機会が多いことから負担もかかりやすく、不具合が起きやすい部位なのです。

腰はどこからどこまで？

「腰はここからここまで」という定義はありません。医療上や解剖学的な区分けはありますが、外見からはその境界はわかりません。

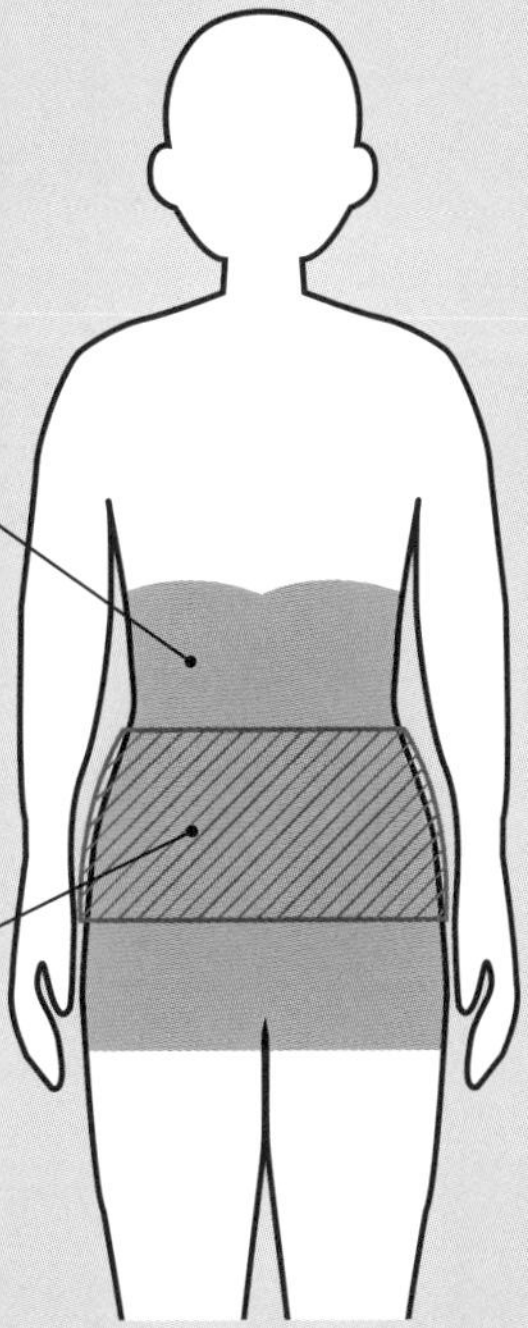

解剖学的には……

一番上の腰椎（第一腰椎）からが腰の始まりとされ、その下にある仙骨を含める（P.65参照）。

一般的には……

ズボンのベルトを締めるあたりを中心として、その上下が腰、というのが共通するイメージ!?

医療機関では一般的な腰のイメージと同じ？

医療機関では「触ることができる一番下の肋骨《ろっこつ》と臀溝《でんこう》（お尻の下のくぼみ）の間」を腰としています。これは一般的な認識の「ベルトを締める上下あたり」と大きく違っていないようです。

急性と慢性の違いって何？

腰痛症の急性と慢性の分類は、痛みの継続期間によるもの。4週間未満で痛みが治まれば急性、3ヵ月以上痛みが続くものを慢性と呼びます。

病名	痛みが継続する期間	状態
急性腰痛症	発症～4週間未満	突然の痛みなど 急性症状が主体の時期
亜急性腰痛症	4週間以上～3ヵ月未満	急性の症状が治まらず 慢性との中間期
慢性腰痛症	3ヵ月以上	痛みが続き 症状が慢性化する時期

腰痛を引き起こす3大原因

前かがみの姿勢が大きな負担に

腰痛を起こす原因は様々ですが、よく見られるのは悪い姿勢、筋肉の衰え、ストレスの3つです。

人の頭の重さは成人で体重の約1割（体重60kgなら約6kg）あるとされ、体の重心を背骨付近に置くことで重い頭を支え、全身のバランスを保っています。ところが、私たちはスマートフォンやパソコンの操作、デスクワーク、さらに掃除、洗い物といった家事などで、知らず知らずのうちに前かがみの姿勢をとりがちです。**このような頭を前へ出す姿勢を続けていると、猫背のように背骨が曲がって重心が前方へ移動。その結果、首や腰の筋肉に余計な負担がかかり、**不調の要因をつくってしまいます。

また、運動不足や加齢による筋肉の衰えにより、筋力や柔軟性が低下しても、腰痛に繋がります。使われなくなり衰えた筋肉は血行不良を招き、さらにしなやかさが失われることで疲労が蓄積。その状態が続くと、何かの拍子に腰痛が起こるのです。特に**体幹まわりの筋肉は、常に刺激を与えて、柔軟性や可動域をキープすることが腰痛予防に繋がります。**

最後に意外かもしれませんが、心の不調が招く腰痛も少なくありません。P.32から紹介しますが、様々な重圧が「心因性腰痛」となって表れることもあります。**心配ごとで神経が高ぶって寝つけず、疲労から痛みが増したように感じるケースなどがその一例です。**心因性の場合、患者さん自身も原因に気づいていないことがほとんどです。

悪い姿勢、筋肉の衰え、ストレスは大敵

猫背などの悪い姿勢のほか、筋肉の衰えからくる体のかたさや可動域の狭さが腰痛の原因に。ストレスやうつ症状など、心の不調が痛みを助長することも。

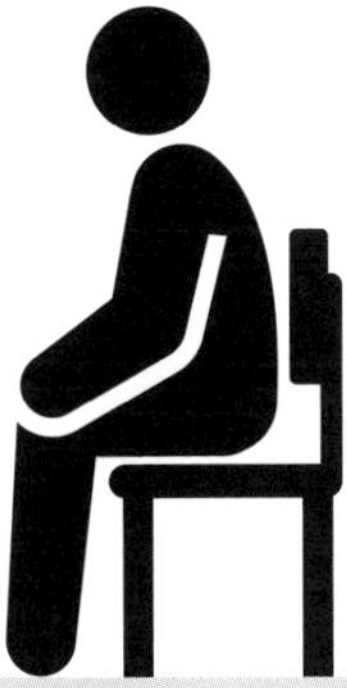

原因1

猫背などの悪い姿勢

前かがみの姿勢で体の重心が前へ移ると、全身のバランスをとるために首や腰の筋肉に大きな負荷がかかり、緊張状態が続くことで不調を招くことも。

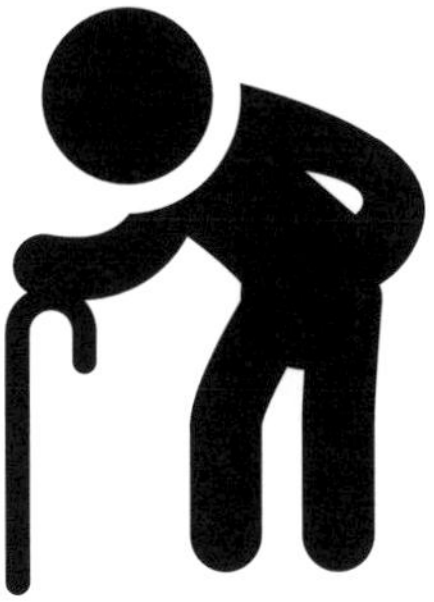

原因2

筋力の低下や柔軟性の衰え

運動不足や加齢により、筋力や柔軟性が低下すると、筋肉がこわばり、可動域も狭くなることで腰痛を誘発します。適度な運動の習慣をつけることが大切です。

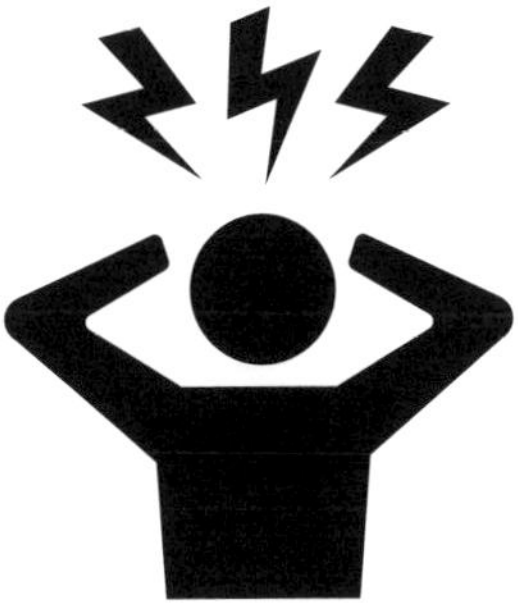

原因3

ストレスや自律神経の乱れ

人間関係、仕事、病気など、不安や悩みが腰のトラブルを引き起こしたり、痛みを増大させたりすることも。自律神経の乱れが関係するケースもあります。

腰の痛みは大きく3つに分けられる

複合的な要因からなる痛みも

少し専門的な話になりますが、腰の「痛み」が発現する病態について説明しましょう。痛みのメカニズムは非常に複雑ですが、大きく3種類に分けることができます。

まず1つめが、「侵害受容性疼痛《しんがいじゅようせいとうつう》」です。切り傷や打撲、骨折といった体の組織が損傷して起きるもので、ぎっくり腰（P.30参照）をはじめとする急性腰痛症の多くがこれにあたります。ケガなどによって壊れた細胞でつくられるプロスタグランジンという熱や腫れ、痛みを引き起こす物質が、神経を刺激することで痛みを生じさせます。

2つめは神経が圧迫されるなどして、神経そのものが傷ついて起きる「神経障害性疼痛《しんけいしょうがいせいとうつう》」です。過敏になった神経が過剰に痛みのシグナルを出す状態で、腰部《ようぶ》脊柱管狭窄症《せきちゅうかんきょうさくしょう》（P.24参照）や腰椎椎間板《ようついついかんばん》ヘルニア（P.26参照）などが該当します。

3つめの「心因性疼痛《しんいんせいとうつう》（P.32参照）」は、ストレスやうつ症状など、精神の不調が痛みを発症させたり、増大させたりするタイプです。検査で異常がないのに痛みが消えない、治った後も痛みだけが続くといった慢性の腰痛は心因性の要因が強いです。

さらに、今まで紹介した3つの要因が複合的に絡み合って痛みを生じさせる場合もあり、これを「混合性疼痛」と呼びます。このようなタイプもよく見られるもので、原因の究明から治療法まで、多角的に考えることが必要となります。

腰の痛みには大きく3種類ある

腰の痛みは大きく３種類の病態に分けることができ、それらが複合的に絡み合って生じる病態もあります。

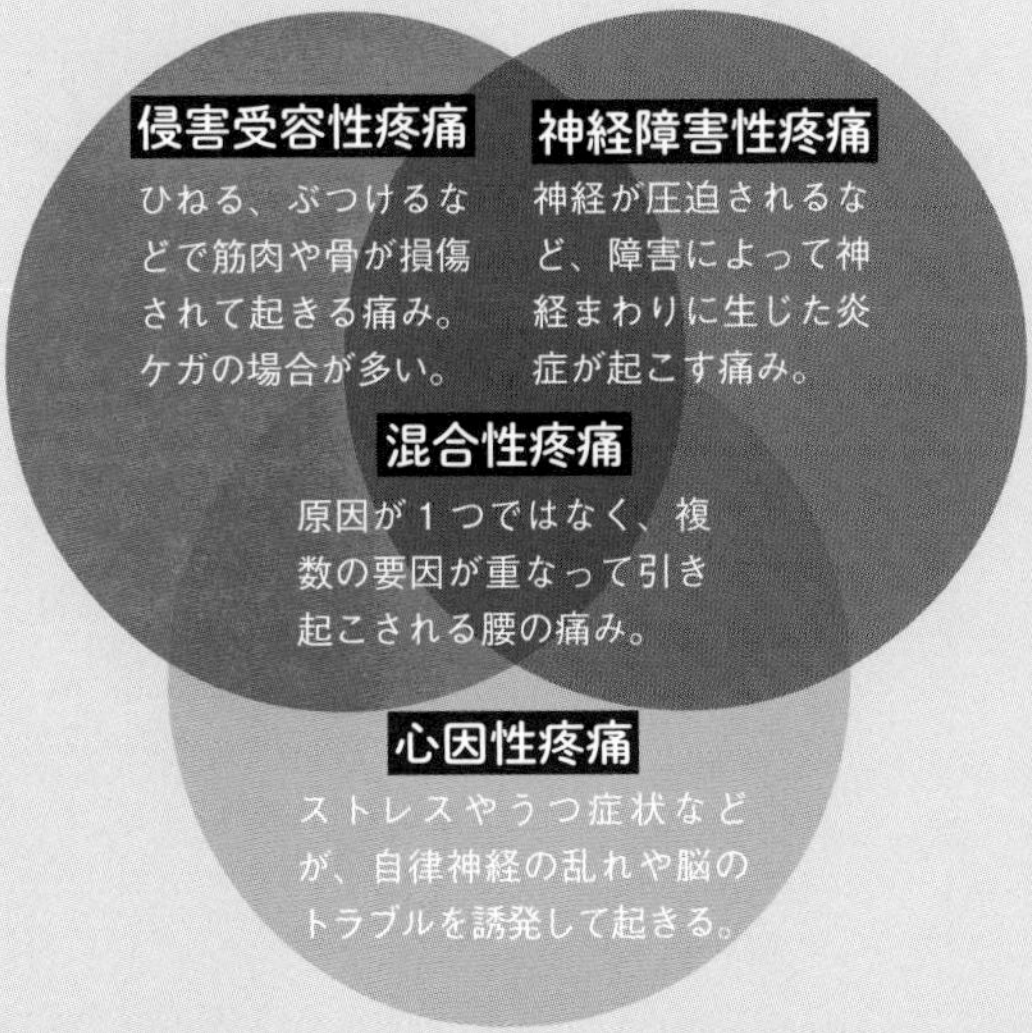
侵害受容性疼痛
ひねる、ぶつけるなどで筋肉や骨が損傷されて起きる痛み。ケガの場合が多い。
神経障害性疼痛
神経が圧迫されるなど、障害によって神経まわりに生じた炎症が起こす痛み。
混合性疼痛
原因が１つではなく、複数の要因が重なって引き起こされる腰の痛み。
心因性疼痛
ストレスやうつ症状などが、自律神経の乱れや脳のトラブルを誘発して起きる。

痛みの生じる仕組みでタイプが分かれる

腰痛はタイプによって、痛みが表れる原因や仕組みが異なります。診察では質問シートや触診などで痛みの原因を見つけ、それぞれに適した処置を施します。

心因性疼痛が痛みを増大させている!?

心因性疼痛によって、侵害受容性疼痛や神経障害性疼痛をより強く感じることも。腰に限らず、体の各部位に影響を及ぼすことがあります。

心因性疼痛で痛みが強くなる理由

ストレスやうつ症状などから、痛みを抑える神経伝達物質のドーパミンやセロトニンの効果が低下。そのために実際よりも痛みを強く感じることがあります。

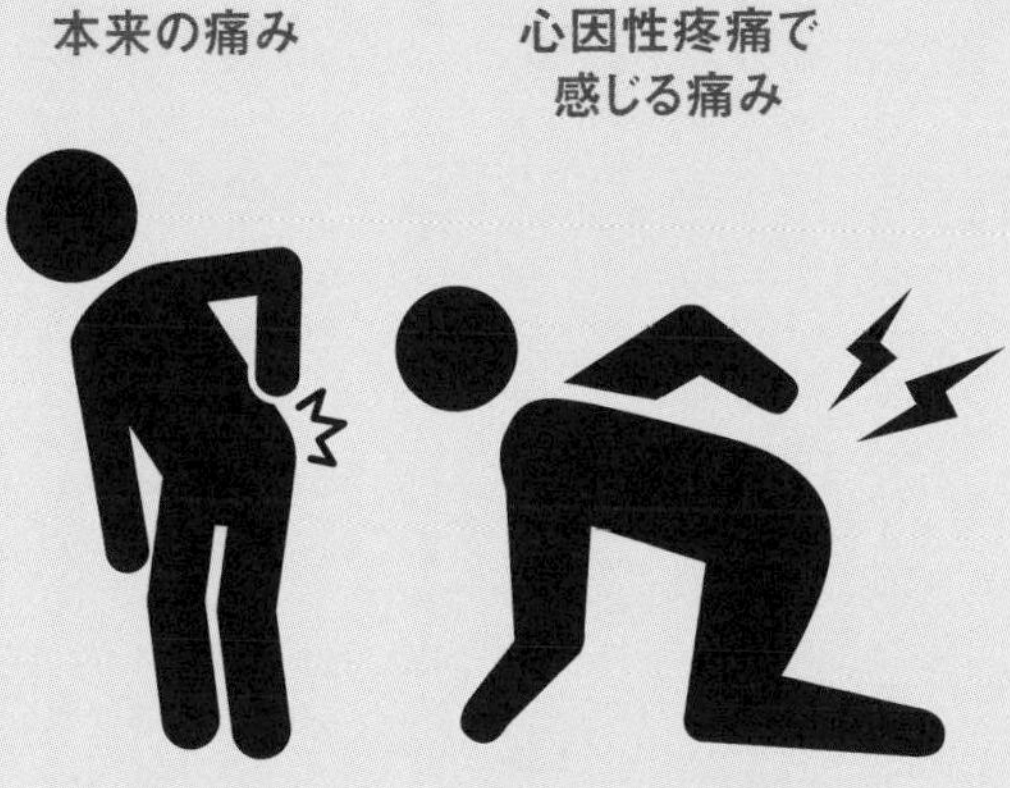
本来の痛み
心因性疼痛で感じる痛み

腰痛の見分け方

専門医でも原因の特定は難しい

腰痛の症状や原因は様々です。複数の要因が引き起こす場合もあり、容易には特定できません。腰痛の元凶を見つけるには、いくつかの視点から探る必要があります。

その1つが、**腰痛を起こす病気からのアプローチ**です。左ページの表にあるのは代表的な整形外科的疾患ですが、このほかにも線《せん》維《い》筋《きん》痛症《つうしょう》、うつ病といった別の診療科の担当領域が原因となる腰痛もあります。診察ではあらゆる可能性を排除せず、画像診断などから慎重に見極めていきます。

次に痛みという視点から。**骨、神経、椎間板、筋肉、内臓など、痛みを発している部位を触診や画像診断で判別します。**私は患者さんの自己申告だけに頼らず、触診をすることで「実際にどこが痛むのか」を、より正確に把握できると考えています。

さらに、**なぜ腰痛が起きたのか、その要因をたどるのも大切です。**骨折や打撲といったケガの有無、ストレスや生活習慣などについて、カウンセリングで「痛む理由」を探していきます。

私たち整形外科の専門医は、こうして集めた情報から複合的な判断を下し、原因や病名を挙げています。なお、左ページでは腰痛の症状や諸条件から推測できる主な病名をまとめています。どんな病気があてはまる可能性があるのか、目安としてご活用ください。ただし、あくまでも簡易的なものなので、正確な診断は医療機関に委ねましょう。

あなたの腰痛タイプを知ろう！

腰痛の症状や特性、諸条件から、どんな疾患の可能性があるのかを下の表にまとめました。それぞれの病気の詳細はP.24以降で解説します。

	腰部脊柱管狭窄症（詳細はP.24へ）	腰椎椎間板ヘルニア（詳細はP.26へ）	筋・筋膜性腰痛（詳細はP.28へ）	腰椎分離症（詳細はP.28へ）	腰椎椎体骨折（圧迫骨折）（詳細はP.28へ）
体を前に曲げるのがつらい	まれ	あてはまることが多い	たまにあり	たまにあり	あてはまることが多い
体を後ろに反らすのがつらい	あてはまることが多い	たまにあり	あてはまることが多い	あてはまることが多い	あてはまることが多い
体をねじるのがつらい	まれ	たまにあり	あてはまることが多い	あてはまることが多い	あてはまることが多い
下肢の痛みやしびれ	あてはまることが多い	あてはまることが多い	まれ	まれ	まれ
自転車にはのれるが歩くのが苦手	あてはまることが多い	たまにあり	たまにあり	まれ	まれ
年齢が50歳以上	あてはまることが多い	たまにあり	可能性あり	たまにあり	あてはまることが多い
年齢が49歳以下	たまにあり	あてはまることが多い	可能性あり	あてはまることが多い	まれ
下肢伸展挙上テスト（SLR）で陽性	まれ	あてはまることが多い	まれ	まれ	まれ

※上の表はあくまでも簡易的な確認方法です。自己診断することなく、症状に応じて医療機関を受診してください。

下肢伸展挙上《かししんてんきょじょう》テスト（SLR）って何？

坐骨《ざこつ》神経など、腰部の神経の異常を確認する検査。仰向けに寝た体勢から痛みのある脚を伸ばしたまま上げていき、その角度が70度以下の範囲で、腰や太ももの裏などに痛みが表れた場合は陽性となります。

歩行困難を引き起こす 腰《よう》部《ぶ》脊《せき》柱《ちゅう》管《かん》狭《きょう》窄《さく》症《しょう》

歩くと下肢にしびれや痛みが出る

「腰部脊柱管狭窄症」は、腰痛を引き起こすことで知られる疾患の1つです。推定患者数は約580万人。50代から徐々に増え始め、高齢者の10人に1人が発症しているともいわれています。

主な原因は腰に負担をかける生活習慣や加齢です。脊柱管と呼ばれる脊髄《せきずい》（神経）が通る背骨のトンネルまわりを囲んでいる椎間板《ついかんばん》や椎間関節、黄色靭帯《おうしょくじんたい》などが変形するほか、肥厚（厚みを帯びる）したり、椎間板が膨張したりします。その結果、脊柱管の内部が狭くなることで神経が圧迫されて血流が低下し、下肢の痛みやしびれが発症するのです。

症状としては安静時に痛みがなくても、少し歩くと下肢に痛みやしびれが生じて歩けなくなり、しばらく休むと症状が治まる「間欠性《かんけつせい》跛行《はこう》」という歩行障害が見受けられます。腰をまっすぐ伸ばして立つと神経の圧迫が強くなって痛みやしびれを感じますが、楽な前かがみの姿勢がとれる自転車には支障なくのれる人が多いようです。

治療は鎮痛剤や血行改善薬の内服、局所麻酔薬で痛みをとる神経ブロック注射など、手術をせずに症状の緩和を目指す保存的治療で症状の推移を見守ります。症状が進んだ場合は、「我慢できるうちは我慢する」「思い切って手術する」のどちらか。ただし、排尿障害などが起こる膀胱直腸障害《ぼうこうちょくちょうしょうがい》や、下肢の筋力低下が著しいケースは、手術を行うのが望ましいとされています。

腰部脊柱管狭窄症って何?

加齢の影響が大きいため、50代からよく見られるようになる疾患です。背骨の神経が圧迫されることで、下肢の痛みやしびれが生じます。

腰部脊柱管狭窄症が起こる仕組み

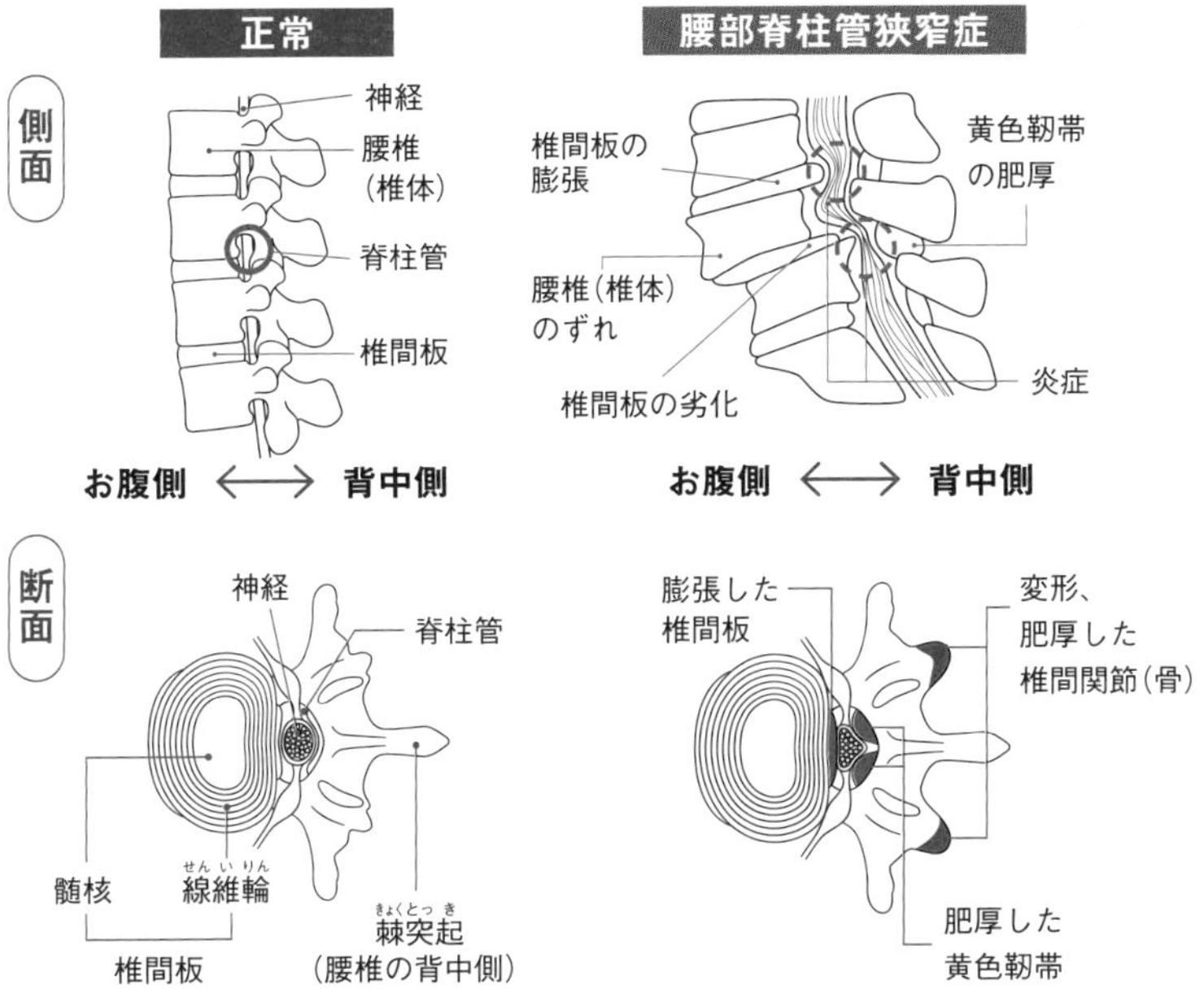
正常
腰部脊柱管狭窄症
側面
神経
腰椎
(椎体)
脊柱管
椎間板
椎間板の
膨張
黄色靭帯
の肥厚
腰椎(椎体)
のずれ
炎症
椎間板の劣化
お腹側
背中側
お腹側
背中側
断面
神経
脊柱管
髄核
線維輪《せんいりん》
棘突起《きょくとっき》
(腰椎の背中側)
椎間板
膨張した
椎間板
変形、
肥厚した
椎間関節(骨)
肥厚した
黄色靭帯

加齢や背骨の曲がり、腰への負荷の蓄積から、椎間関節や黄色靭帯、椎間板の変形や肥厚が生じて脊柱管を狭めることに。これが中を通る神経を圧迫すると、腰部脊柱管狭窄症を発症させます。

症状について

加齢によって骨や組織の変形、肥厚などが少しずつ進むため、一進一退を繰り返しながら、徐々に症状が悪化していきます。重症化すると下肢の筋力低下や、排尿障害などが見られる膀胱直腸障害を引き起こすことがあります。

治療と対策について

症状が軽ければ、鎮痛薬や血行改善薬、神経ブロック注射による保存的治療でコントロールします。痛みが出ないよう「歩くときは杖をつく」「移動は自転車で」など、日常生活で前かがみの姿勢が保てる工夫をしましょう。

男性に多い腰《よう》椎《つい》椎《つい》間《かん》板《ばん》ヘルニア

自然に症状が消えるのが9割以上

腰痛を起こす疾患で、みなさんがよく耳にするのが「腰椎椎間板ヘルニア」ではないでしょうか。**20～40代で多発し、女性よりも男性のほうが2～3倍起きやすいとされています。**

症状としては腰、お尻の痛みをはじめ、下肢へのしびれや痛みの広がり、脚の力が入りにくくなる、筋力が低下するなどがあります。また、発症のメカニズムは腰椎に過度な負荷がかかることで椎間板が劣化変性し、椎間板の髄核《ずいかく》が組織から飛び出して脊髄（背中）の神経を圧迫。刺激された神経によって、痛みやしびれが生じます。

ヘルニアの原因はまだ明らかになっていませんが、いくつかのリスクは挙げられます。その1つが喫煙。たばこを1日10本吸う人は、たばこを吸わない人と比べるとヘルニアになるリスクが20％アップするともいわれています。これは、喫煙のもたらす血流の悪化や活性酸素の過剰発生が、椎間板の変性を促すと考えられているからです。ほかにも、親がヘルニアだと子どももヘルニアになりやすいとの研究報告もあるので、遺伝的な要因も無視できません。

つらい時期もありますが、**投薬や理学療法などの保存的治療を行ううちに、9割以上のケースで自然にヘルニアがしぼんでいき、症状もなくなります。**ただし、2～3ヵ月経っても痛みが治まらず、生活に支障が出る場合は、医師と相談しながら手術を検討してもよいでしょう。

腰椎椎間板ヘルニアって何？

変性した腰椎の椎間板が神経を圧迫して、腰や下肢に痛みやしびれを生じさせます。腰痛を伴う疾患として広く知られているものです。

腰椎椎間板ヘルニアが起こる仕組み

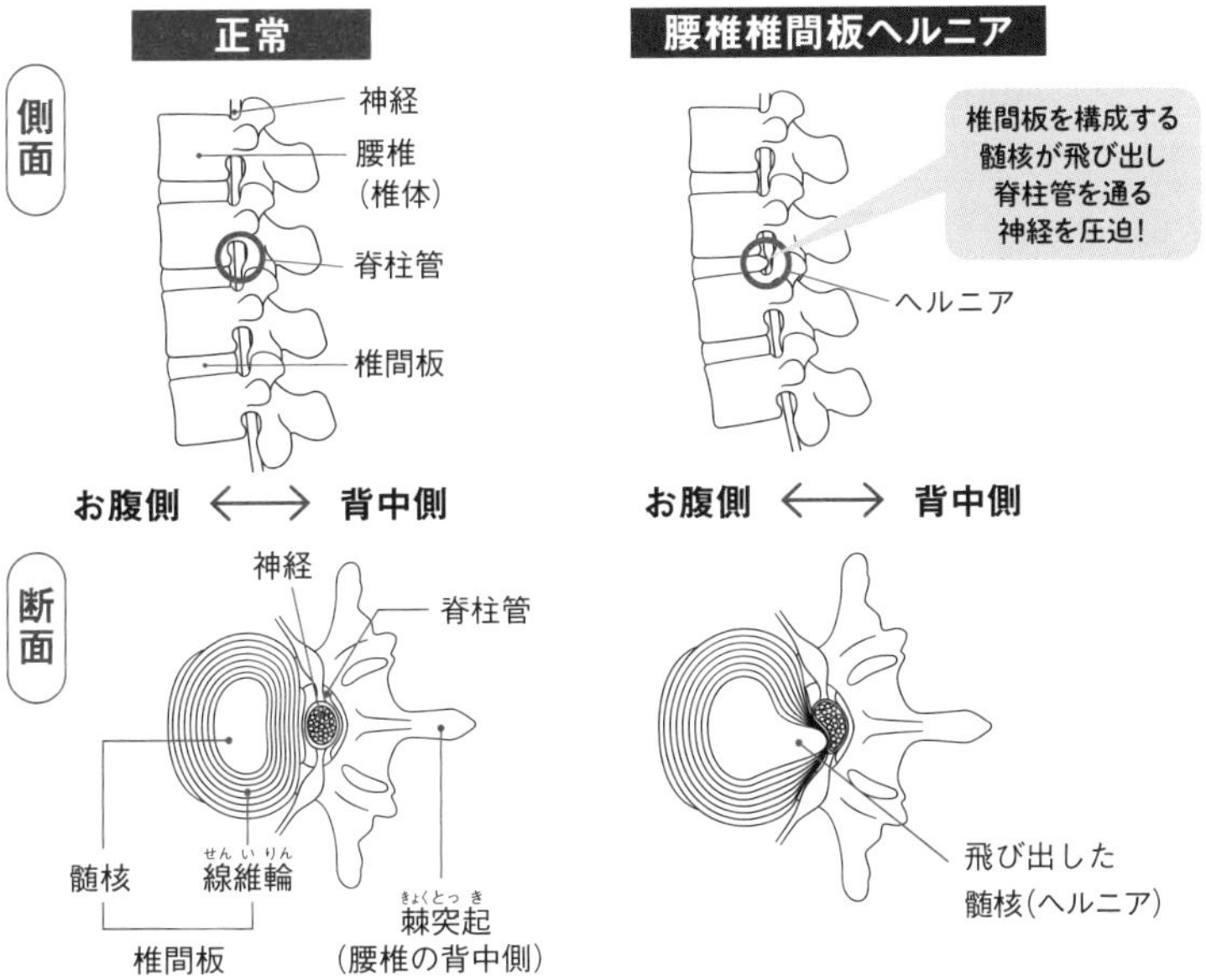
正常
腰椎椎間板ヘルニア
側面
神経
腰椎
（椎体）
脊柱管
椎間板
椎間板を構成する
髄核が飛び出し
脊柱管を通る
神経を圧迫！
ヘルニア
お腹側 ←→ 背中側
お腹側 ←→ 背中側
断面
神経
脊柱管
髄核
線維輪《せんいりん》
椎間板
棘突起《きょくとっき》
（腰椎の背中側）
飛び出した
髄核（ヘルニア）

過度な負担によって椎間板が変性し、組織内の髄核が飛び出して神経を障害している状態がヘルニア。神経が圧迫されることで、腰やお尻、下肢に痛みやしびれが生じます。

症状について

通常は腰痛、下肢の痛みやしびれですが、神経障害がひどい場合、重度の下肢筋力の低下や排尿障害が起きることも。まれにヘルニアが脊柱管の外にはみ出る「外側ヘルニア」と呼ばれるタイプも見られます。

治療について

手術の種類としては、大きく切開してヘルニアを除去する「LOVE《ラブ》法」のほか、近年ではヘルニアをしぼませるヘルニコアという酵素を注入する「椎間板内酵素注入療法」が認可され、好成績を上げています。

腰痛を引き起こす様々な疾患

子どもや高齢女性に多い疾患も

ここでは、P.23で紹介した腰部脊柱管狭窄症と腰椎椎間板ヘルニア以外の疾患について解説します。

まず**「筋・筋膜性腰痛」は、腰の筋肉や筋膜が慢性的、あるいは急激な負荷によって損傷し、炎症が起きて急な痛みが出るもの**。腰の肉離れともいえ、皮膚のすぐ下の部分を押して痛みがある、背筋が突っ張るなど、筋肉や筋膜に起因する痛みと思われる場合に診断されます。

「腰椎分離症」は、まだ骨の柔らかい10代の成長期に起きやすい腰痛。過度な運動で繰り返しの負荷が腰椎にかかると、腰椎の椎弓《ついきゅう》という部位が疲労骨折を起こして分離します。スポーツをする子どもが訴える腰痛の30～40％を占め、腰の回旋やジャンプの動作が多い競技はリスク大です。

最後に、**腰椎前方の椎体と呼ばれる部分がつぶれるのが「腰椎椎体骨折《ようついついたいこっせつ》（圧迫骨折）」**です。若者のスポーツ外傷のほか、主に骨粗鬆症《こつそしょうしょう》が原因となるため、男性よりも女性の発症率が高いのが特徴。特に高齢の女性によく見受けられ、多くは寝返りや起き上がりなどの動作時に強い痛みを覚えます。

さらに加えるなら、**背骨と骨盤のつなぎ目である仙腸《せんちょう》関節の炎症や緩みで痛みが生じる「仙腸関節障害」があります**。こちらは腰のひねり、中腰といった不安定な姿勢が原因で、症状が腰椎椎間板ヘルニアなどの背骨の疾患と間違えられやすく、なかなか適切な治療が行われないケースもあります。

腰痛を起こす疾患

痛みが生じる原因によって病名が変わります。ここでは3つの疾患に加えて、仙腸関節障害について紹介します。

筋・筋膜性腰痛

症状について

腰の痛みはありますが、下肢の痛みやしびれは起こりません。腰まわりを強く押したり、運動したりすると痛みが出ます。

治療と予防について

痛み止めの投薬や、筋膜をリリースする（ほぐしてはがす）、ハイドロリリース※という注射をすすめることもあります。

※超音波検査（エコー）で画像を確認しながら筋膜に薬液を注射し、筋膜の癒着をはがす（リリースする）治療法。

腰椎分離症

症状について

腰のほか、お尻や太ももに痛みが出ることがあります。腰椎を後ろに反らすと、痛みが強くなるのが特徴。

治療と予防について

早期であれば原因のスポーツなどを休止し、コルセットで腰を固定することで、分離した骨がつく可能性が大です。

腰椎椎体骨折（圧迫骨折）

症状について

骨折した直後や、腰椎がつぶれるときに痛みが出ます。骨折が複数起きると、それによって腰が曲がっていきます。

治療と予防について

骨折が進行する場合は、つぶれた骨にセメントを詰める手術をします。より重症の場合は、ネジで骨を固定する手術を行います。

「骨盤のゆがみ」として治療されてしまう? 仙腸関節障害

仙腸関節に明らかな圧痛（押したときの痛み）があり、お尻や下肢にも痛みが生じます。治療は、安静、痛み止めの投薬、骨盤ベルト装着、神経ブロック注射などがあります。重症・難治性では高周波熱凝固法の適応も。

一度起こしてしまうとクセになるぎっくり腰

1〜3日で楽になることが多い

急に起こる強い腰痛を「ぎっくり腰」と呼びますが、これはいわゆる通称で、正式な病名や診断名は「急性腰痛症」といいます。ただし、のちに画像診断などで原因を特定できれば、病名が追加されたり、変わったりするケースもあります。

痛みの生じる原因は多岐にわたりますが、腰の関節や軟骨などに許容以上の力がかかって捻挫のような状態になる場合、または腰を支える筋肉や筋《すじ》などの組織が損傷して起きる場合が多いとされています。腰をねじる動きや、ものを持ち上げるときに生じやすく、くしゃみ、洗顔といった何気ない動作が引き金になることもあります。

ぎっくり腰になり、激しい痛みで動くのもつらいときは安静にすることが大切です。体を軽く丸めて横向きに寝るなど、腰に負担をかけない楽な姿勢をとりましょう。多くの場合は1〜3日で症状が和らぎます。動けるようになったら、なるべく普段の生活を心がけてください。じっとしているよりも治りが早くなります。

よく「ぎっくり腰はクセになる」といわれますが、確かに繰り返し起こることは多いかもしれません。痛みがないからと安心し、まだ万全ではない腰の筋肉や関節に過度な負荷をかけたり、腰の不調を招いた生活習慣を続けていたりすると、再発の可能性を高めます。腰痛を起こした原因を再確認して、自分なりの対策を生活にとり込んでください。

（P.38〜参照）。

ぎっくり腰って何？

腰の関節や筋肉が、捻挫や肉離れのような状態になることが原因として多く、急な激しい痛みが生じます。発症直後は安静が第一です。

急な腰の痛みが生じる仕組み

急に激しい腰痛が起きるのは……

↓

- 腰の関節（腰椎）や軟骨（椎間板）に過度な負担がかかり、ケガ（捻挫や椎間板損傷など）をしたような状態になる
- 腰を支える筋肉や腱《けん》、靭帯などの軟部の組織が損傷（肉離れなど）する

など

痛みは急ですが、日頃から腰に過剰な負担がかかっていた可能性が高く、すでにギリギリの状態にあった筋肉や腰椎が、何かのきっかけで悲鳴を上げた結果が「ぎっくり腰」なのです。

ぎっくり腰を起こしやすい場面

- 前かがみで体をひねる動作をする
- ものを持ち上げる
- 床に落ちているものを拾う
- くしゃみをする
- 洗顔や歯磨きをする
- 寝起きに勢いよく飛び起きる　など

応急処置

- 痛みで動くのがつらいときは、「横向きに寝て体を丸める」など、腰への負担を減らす姿勢で安静に。
- 明らかに熱を持っているケース以外は、冷やしたり、温めたりしなくてOK。
- 痛みが引いても、早い段階でのマッサージなどは、症状を悪化させる可能性あり。

予防対策

- ものを拾うときは腰を落として。ものを持ち上げるときは、背すじを伸ばしたまま、お尻を後ろに引き、ひざを曲げて行う。
- 洗顔や歯磨きは、足をやや左右に開いてひざを曲げ、腰を丸めないようにする。

※ P.118 に「腰痛を防ぐ股関節の使い方」を紹介しています。

！ このような場合は医療機関へ

強い痛みとともに「下肢に痛みやしびれがある」「下肢に力が入らない」といった症状がある場合は、腰椎椎間板ヘルニアや腰部脊柱管狭窄症などの可能性もあります。このような場合は、速やかに整形外科を受診してください。

ストレスで原因不明の痛みが！心因性腰痛の可能性をチェック

ストレスの多い人ほど腰痛に!?

P.18でも紹介しましたが、ストレスや不安、うつ状態などの精神的な不調が引き起こす痛みを心因性疼痛といい、そうした原因による腰痛を「心因性腰痛」と呼びます。主な特徴は次の通りです。

●一般的な腰痛は姿勢や体勢で痛み方に変化があるが、心因性の場合はどんな姿勢をとっても痛い。

●骨や筋肉に問題がないため、レントゲンやMRIでは異常がなく、原因が特定しにくい。

●神経ブロック注射や鎮痛薬があまり効かない。

では、どうして心の状態と腰痛が結びつくのでしょうか。そのメカニズムはいくつかあります。

●痛みを抑えるドーパミンやセロトニンなどの神経伝達物質が、心の問題を抱えることで分泌されにくくなり、わずかな痛みでも強く感じるようになる。

●過剰なストレスが脳にある前頭葉の一部、DLPFC※（背外側前頭前野《はいがいそくぜんとうぜんや》）の誤作動を招き、痛みがなくても痛みを感じるようになる。

●ストレスなどで自律神経のバランスが乱れて交感神経の優位な状態が続くと、痛みに敏感になったり、筋肉が緊張したりすることで腰痛になる。

これらのうち、自律神経に起因する例が少なくないと私は考えています。心因性腰痛はレントゲンなどには写らず、薬や注射はほぼ効果がありませんが、原因となる心理的な障害の除去、環境の改善などでよくなる場合がほとんど。まずは左ページを参考に、自分が心因性腰痛なのかをチェックしてみましょう。

※痛みの回路を抑制する指令を出し、ネガティブな感情をコントロールする前頭葉（大脳の前部）の一部。

心の乱れが腰痛を引き起こす!?

精神のトラブルや疾患が腰痛となって表れることがあります。特に慢性の腰痛は「心因性の要因が強い」ことがわかっています。

心因性腰痛の要因はストレス・不安・うつ状態・パニック障害

会社に行きたくない、人間関係で悩んでいるなど、様々な心の葛藤が腰痛を引き起こします。ストレスが多い人ほど腰痛が長引く傾向も。

心因性腰痛になりやすい人

- ストレスフルな生活をしている人。
- まじめで几帳面な人。
- 精神科疾患（うつ病やパニック障害など）を有する人。

など

どんな治療法があるの？

原因となっているストレスや不安を解消すると、速やかに改善します。慢性的な場合に抗うつ薬が有効なこともわかっています。

心因性腰痛の可能性がないかチェックしよう！

心因性腰痛は自分で原因がわからない場合がほとんど。下のテストで一度確認してみましょう。**合計で15点以上なら心因性腰痛の可能性**があります。

Q1 泣きたくなったり泣いたりすることがある

いいえ	ときどき	ほとんどいつも
1点	2点	3点

Q2 いつもみじめで気持ちが浮かない

いいえ	ときどき	ほとんどいつも
1点	2点	3点

Q3 いつも緊張してイライラしている

いいえ	ときどき	ほとんどいつも
1点	2点	3点

Q4 ちょっとしたことがしゃくに触って腹が立つ

いいえ	ときどき	ほとんどいつも
1点	2点	3点

Q5 食欲は普段通りある

いいえ	ときどき	ほとんどいつも
3点	2点	1点

Q6 1日の中で朝方が最も気分がよい

いいえ	ときどき	ほとんどいつも
3点	2点	1点

Q7 何となく疲れる

いいえ	ときどき	ほとんどいつも
1点	2点	3点

Q8 いつもと変わりなく仕事ができる

いいえ	ときどき	ほとんどいつも
3点	2点	1点

Q9 睡眠に満足できている

いいえ	ときどき	ほとんどいつも
3点	2点	1点

Q10 腰痛以外の理由で寝つきが悪いことがある

いいえ	ときどき	ほとんどいつも
1点	2点	3点

出典：「BS-POPにおける検者内・検者間信頼性の検討」をもとに作成、一部改変。

心因性腰痛は自律神経を整えれば改善する！

緊張を緩めて副交感神経を優位に

自律神経は呼吸や代謝、体温調節、臓器の働きなど、生命維持に欠かせない機能を私たちの意思とは関係なくコントロールするシステムです。

自律神経には交感神経（ＯＮ・動）と副交感神経（ＯＦＦ・静）という対照的な役割を担う２つの神経があり、状況に応じて切り替えることで健康な体を保っています。しかし、ストレスや過労、不規則な生活などが続くと、交感神経ばかりが優位になってバランスの崩れた状態に。その結果、頭痛やめまいといった不調が表れてくるのです。心因性腰痛も、こうした自律神経の乱れが招くトラブルの１つと考えられ、いくつかの発症メカニズムがあります。

心の問題やストレスがあると、体は交感神経が優位になり、ある種の興奮状態に陥ります。それにより副交感神経の作用が減弱して、普段は気にならない刺激でも痛みとして感じてしまうのです。

また、交感神経が優位な状態では、痛みを抑制する神経伝達物質のセロトニンの分泌量が減って、痛みをより強く感じてしまうことも知られています。交感神経の高ぶりが眠りを浅くし、疲労がたまることで痛みを強く感じる場合もあるでしょう。

原因不明、あるいは慢性的な腰痛に悩んでいる人は、副交感神経が優位になる時間を多くつくってみてはいかがでしょうか。もしも原因が心の不調にあれば、自律神経のバランスを整えることで、こじらせた腰痛が改善するかもしれません。

自律神経が乱れると腰痛が起こる仕組み

ストレスなどで交感神経が優位になると、体は常に活動モードに。心身ともに張り詰めた状態が続き、痛みの増大や睡眠障害などを引き起こすことも。

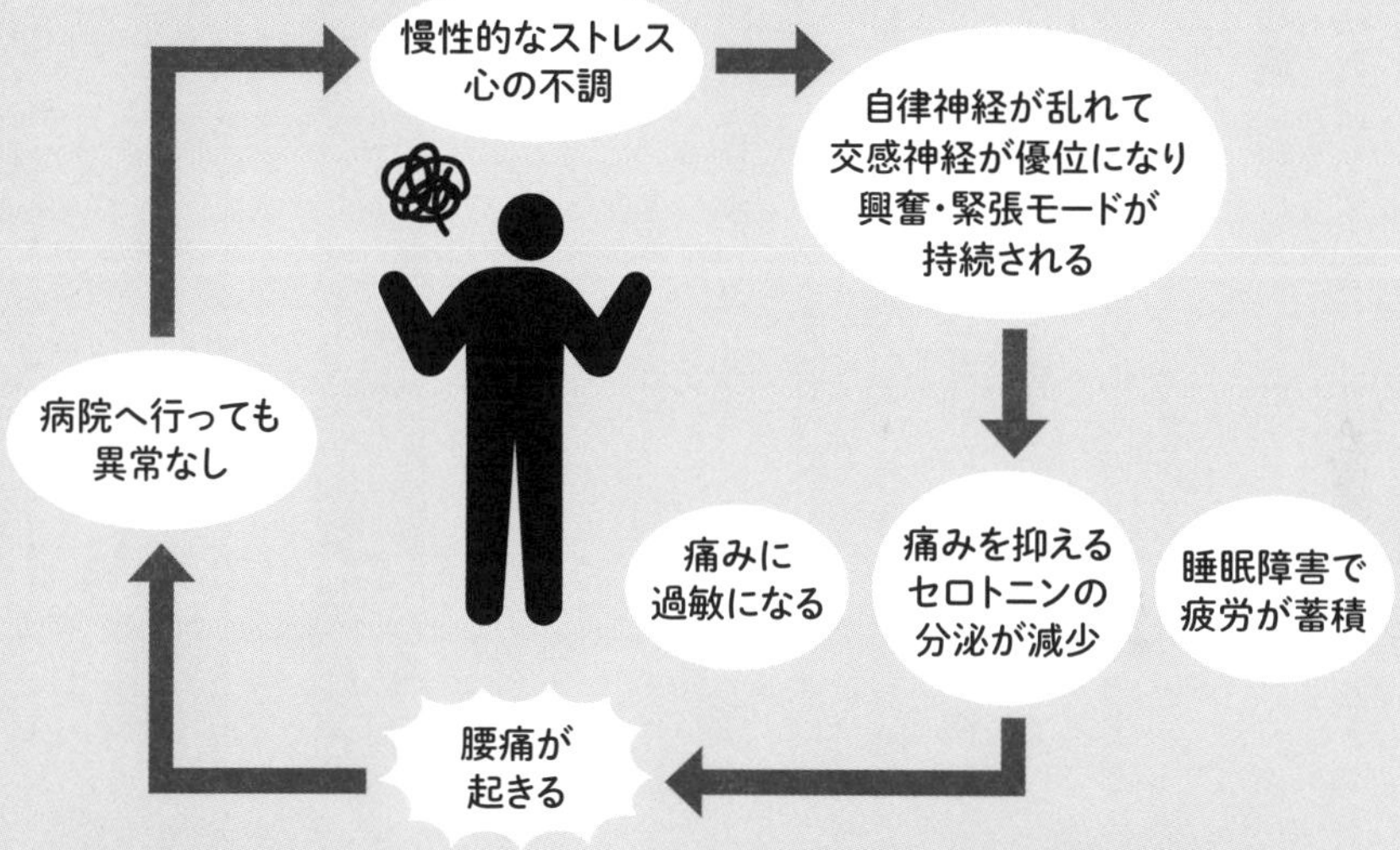

自律神経を整えるには？

ぬるめの湯にゆっくり入浴、アロマでリラックスなど、交感神経よりも副交感神経を優位にする時間を多くつくり、自律神経のバランスを整えましょう。

湯船につかる

40度くらいの湯にゆっくりつかることで、副交感神経が優位に。

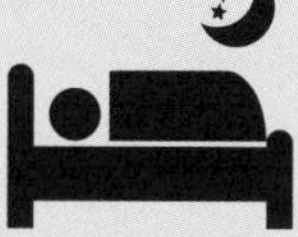

よく眠る

7時間前後の睡眠と規則正しい生活で、自律神経のバランスを保つ。

アロマを使う

アロマセラピーで副交感神経を刺激し、リラックス効果を得る。

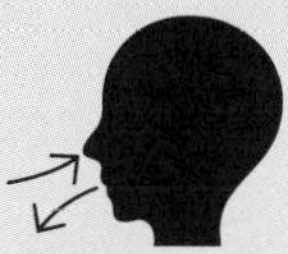

深呼吸をする

お腹のふくらみ、へこみを意識した深呼吸でゆったりモードへ。

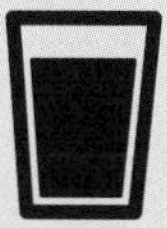

水を飲む

水を飲むことで副交感神経の活性を促進。特に起床後すぐが◎。

体型と腰痛は関係がある？

↓腰痛予防には「健康的な体重」を保つ

痩せている人と太っている人を比べた場合、どちらのほうが腰痛になるリスクは高いのでしょうか。何となく太っている人のほうが、腰にかかる体重の負担も大きく、腰痛になりやすいイメージがあるかもしれません。しかし、実際は痩せている人でも腰痛になります。「腰痛診療ガイドライン２０１９」では、「標準より低体重及び肥満のいずれも、腰痛発症のリスクと弱い関連を認める」とし、痩せていても太っていても同等に腰痛になるリスクがあることを示しています。

ただし、腰痛を起こす要因はそれぞれで異なります。まず、痩せ過ぎている人は、栄養状態が悪かったり、筋肉や骨が弱くなっていたりする可能性が考えられるので、筋・筋膜性腰痛や腰椎椎体骨折（圧迫骨折）などから腰痛を引き起こすリスクが大。一方、太り過ぎの人は体を動かすのが面倒、しんどく感じてしまうケースが多く見られるので、運動不足による筋力や柔軟性の低下から、腰痛になりやすいといえるでしょう。

また、ガイドラインには、「健康的な体重の管理が腰痛の予防には好ましい」という記載もあり、運動習慣や栄養管理（左ページ参照）への意識を促しています。特に運動で「体を支え、コントロールできる筋肉を維持する」のがポイント。体型に関わらず、一定の筋肉量をキープすることが、健やかな生活を送る上でも大切になってきます。

痩せていても太っていても腰痛になる!

腰痛は痩せていても太っていても発症する可能性が高くなります。健康的な体重管理で、腰痛を予防しましょう。

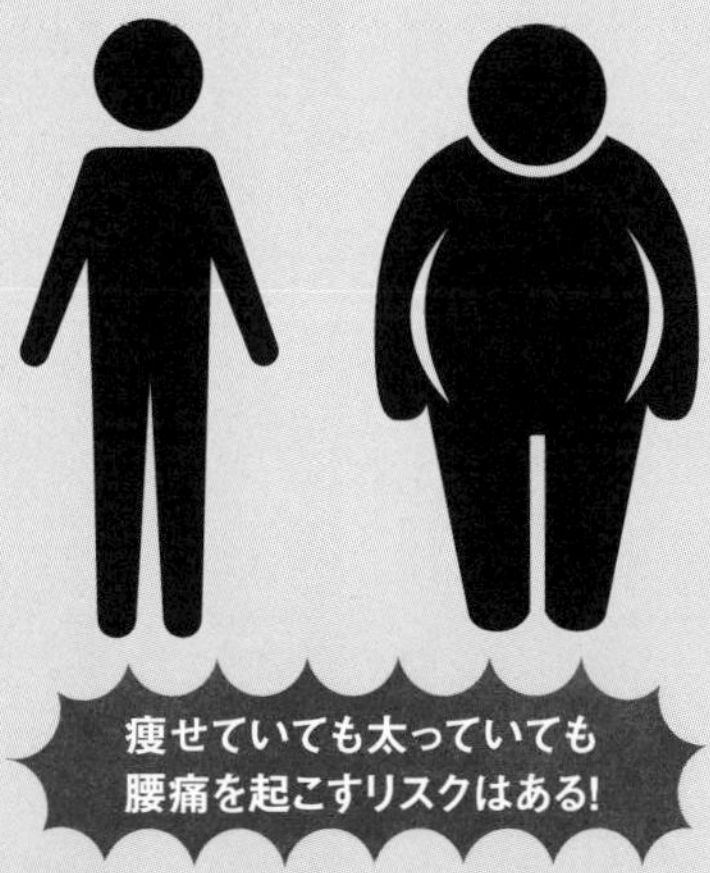
痩せていても太っていても
腰痛を起こすリスクはある!

痩せ型も肥満型も腰痛は起きる

「痩せていても太っていても、腰痛のリスクがある」というデータが公表されています。痩せ過ぎは栄養不良などから、肥満は運動不足から、それぞれ腰痛になりやすいことが推しはかれます。

適切な体重維持が腰痛予防になる

腰痛予防のため、適切な体重維持が推奨されています。痩せ型、肥満型から健康的な体重（標準体重）に近づけるポイントを紹介します。

痩せている人の体重UP 4つの提案

- 体重を増やすために最も摂取量を増やしたいのは、エネルギー源となる炭水化物。その次に増やすべきは筋肉の材料となるたんぱく質。
- 炭水化物の吸収を高めるため、ビタミンB群や発酵食品、食物繊維を積極的に摂取。
- 脂質はエネルギーの摂取効率がいいので、アマニ油やエゴマ油など、質のよいものを適量とる。
- 食事の摂取エネルギー、運動（筋トレ）の消費エネルギー、ともに増やすことで筋肉量をアップさせる。

太っている人の体重DOWN 4つの提案

- 筋力トレーニングで筋肉量は維持しつつ、脂肪だけを減らす。
- 食事は高たんぱく、低脂質、適量の糖質をバランスよくとる。
- 「糖質制限」ではなく「脂質制限」を。肉も魚も脂の多い部位は避ける。
- 食べ方の工夫で血糖値の乱高下を防ぐ。野菜などの食物繊維を含む食材、肉や魚などのたんぱく質を含む食材から食べ始めることで、血糖値の上昇を緩やかになる。食事の回数を増やして1回の食事量を減らすなども有効な方法。

腰が痛いときほど動いたほうがいい！

気をつけて少しずつ体を慣らす

たびたび腰痛を経験している人は、重いものを持たない、腰をあまり動かさないなど、自らの行動を制限しがちです。まして痛みがある状態なら、これ以上痛みがひどくならないよう、安静にしている人が多いのではないでしょうか。

　安静にするのが決して悪いわけではありませんが、腰を過度に守るよりは、むしろ積極的に体を動かしたほうが快方に向かいやすく、痛む頻度も少なくなります。体を動かさないと筋肉がこわばり、筋力や柔軟性の低下を招きます。洗顔やくしゃみをしただけでぎっくり腰になる人がいるのも、瞬間的にかかる大きな負荷に衰弱した腰が耐えられないためです。

このようなもろくて不安定な状態では、症状の回復もままなりません。筋肉の健やかさを維持する上でも、適度に体を動かすことをおすすめします。

　ちなみにぎっくり腰に関しては、安静にしているより、**できるだけ通常の生活を送るほうが回復は早いという研究データもあります。**ただし、無理は禁物で、最初の2～3日は安静にしていても構いません。「腰まわりがだるい」「腰に突っ張る感じがある」「腰をかがめると、きしむような感じがする」といった症状のある人も安静にして、しばらく様子を見てください。また、痛みが治まったからと急に運動をしたり、動き過ぎたりすると再発の原因に。現状でできることを冷静に判断して、徐々に体を慣らしながら動かすようにしてください。

適度に体を動かすことで腰痛は早く治る!

痛みがあっても怖がらずに体を動かし、筋肉の柔軟性や筋力をキープしましょう。それが回復を早めるとともに、再発防止にも繋がります。

「痛くて動かす気になれない」「再発が怖い」
などの理由で体を動かさないでいる。

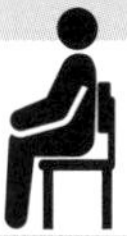

↓

筋肉がこわばり柔軟性や筋力が低下する。

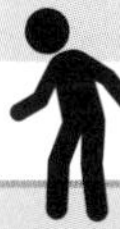

↓

腰がもろい状態となり、回復が進まず、
かばい過ぎたことが逆効果に!

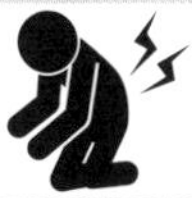

少し痛みがあっても、無理のない範囲で体を動かすことが治りを早くする。ひたすら安静にするよりも、早めに通常の生活を送るほうがいい。

ぎっくり腰は動いたほうが治りやすい!?

「痛みがぶり返すのでは」という不安から、体を動かすことに消極的になりがちですが、動いたほうが筋肉の衰えを防ぎ、治りが早くなります。

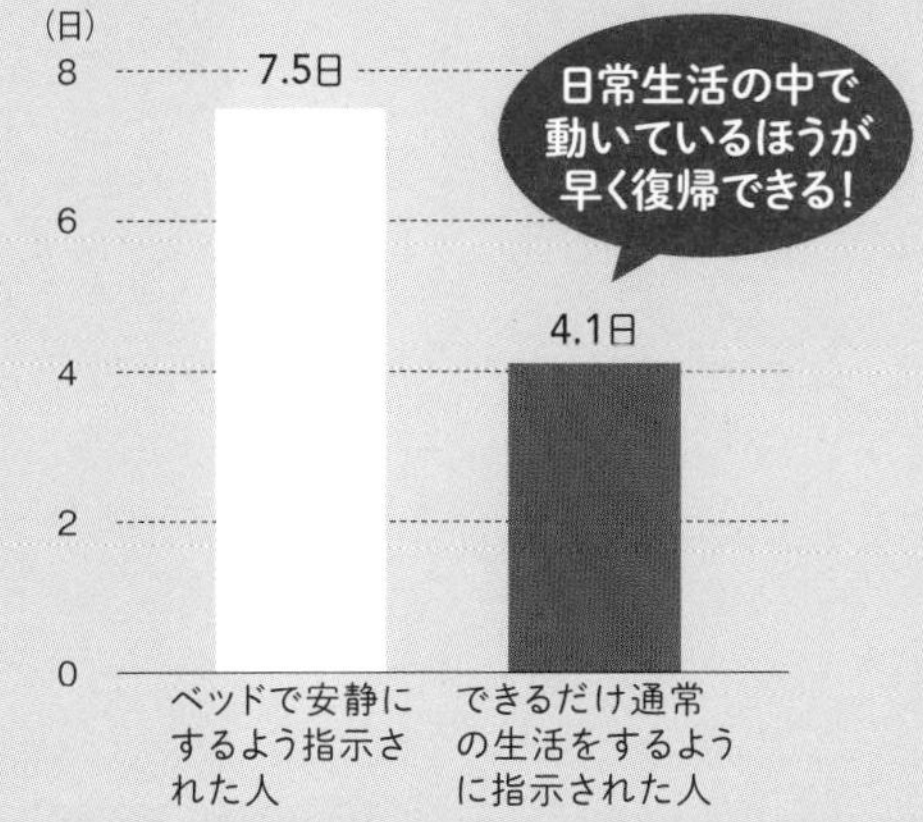
(日)
8
6
4
2
0
7.5日
4.1日
日常生活の中で
動いているほうが
早く復帰できる!
ベッドで安静にするよう指示された人
できるだけ通常の生活をするように指示された人

出典：「N Engl J Med. 1995 Feb 9;332(6):351-5.」をもとに作成、一部改変。

ぎっくり腰を早く治すなら安静よりも動くほうがいい

フィンランド労働衛生研究所の研究結果は、体を動かすほうが、ぎっくり腰の治りが早くなることを示しています。左のグラフによれば、ぎっくり腰の治療中に通常の生活を送った人は、安静にしていた人に比べて、約半分の日数で職場復帰を果たしています。

『前屈』で背中をチェック！体が柔らか過ぎると腰痛になる!?

腰や背中が柔らか過ぎてもNG

「体がかたいと腰痛になりやすい」と考えている人は多いと思います。確かに筋肉や関節の柔軟性が低下していると腰痛になりやすいのは事実ですが、反対に体が柔らかければ腰痛になりにくいのでしょうか。**実際には、ヨガの先生や新体操の選手といった人並みはずれた体のしなやかさを持つ人であっても腰痛持ちは少なくありません。**私の患者さんでいえば、ヨガの生徒さんより先生のほうが腰痛で外来を受診することが多いのです。

　では、どうしてこんなことが起きるのか。その答えは体の使い方にあります。前屈の姿勢を例に挙げると、腰や背中を曲げて上体を倒しているか、股関節を支点にして骨盤から倒しているかで、腰にかかる負荷に大きな差が生まれます。

　腰や背骨を曲げた前屈（体の柔らかさ）は、一時的に腰椎と腰椎の間が緩んで不安定な状態をつくり、腰にダメージを与えているのです。短期で症状が出るわけではありませんが、長年にわたってこの動きが繰り返されれば、次第に椎間板の劣化で腰椎椎間板ヘルニアになりやすくなったり、黄色靭帯がこすれて腰部脊柱管狭窄症のリスクを高めたりします。

　みなさんも前屈をしたとき、背中や腰が曲がっていないかチェックしてください。背中を過度に丸めないで、股関節から前屈できていることが重要です。たとえ、つま先に手がつかなくても結構。適度な柔らかさがあれば健康的と考えましょう。

前屈をして背中が丸まりやすいかチェックしよう!

前屈をしたときの、腰と背中の曲がり具合を確認します。背中をまっすぐキープしながら、イラストのような姿勢をとるのが難しい人は要注意。

手順❶
両手でつま先に触れるように前屈をする。

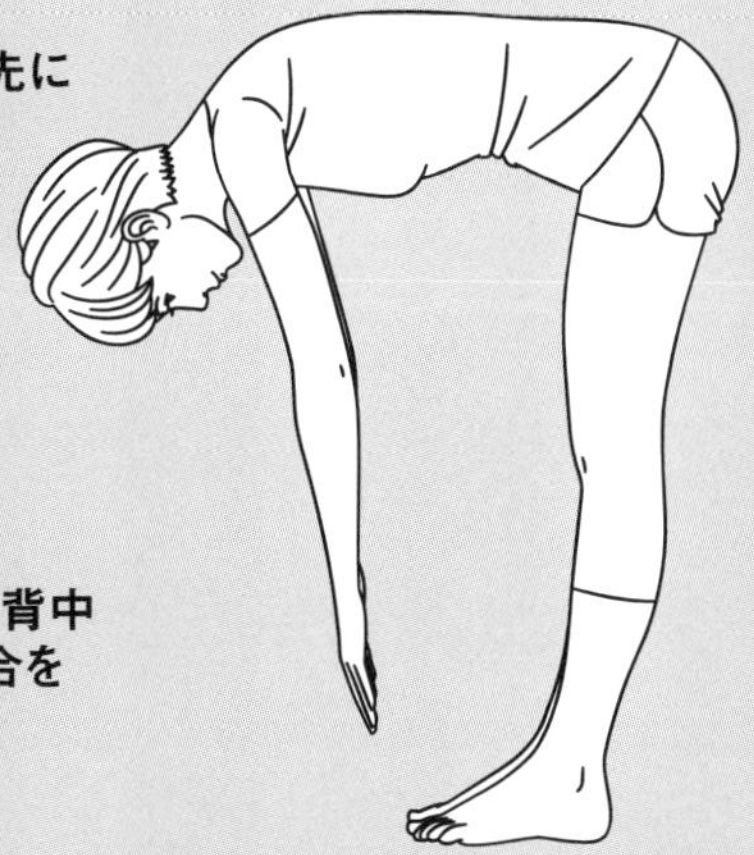

手順❷
鏡などで腰、背中の丸まり具合を確認する。

前屈で両手がつま先に届かなくてもOK!

ほとんどの人が背中を丸めて前屈しているのでは。両手をつま先につけるのではなく、背中と腰を丸めずに体を倒すことを目的にしてください。太ももの裏（ハムストリングス）の柔軟性が重要です。

体が柔らか過ぎると腰にダメージが蓄積される!?

腰や背中を大きく曲げる体の柔らかさは、腰椎同士の緩みを生じさせ、腰に負担をかけることに。それが度重なることで腰痛のリスクが高まります。

×

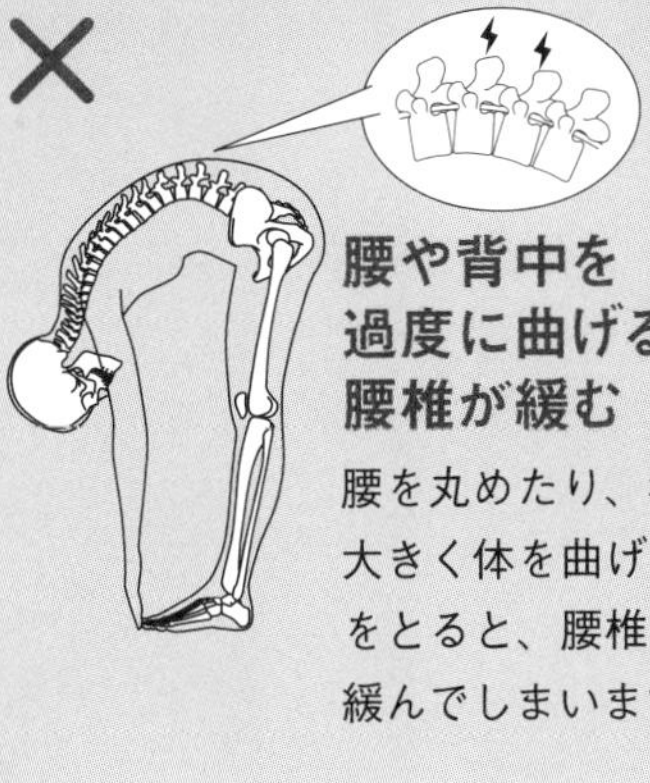

腰や背中を過度に曲げると腰椎が緩む

腰を丸めたり、猫背で大きく体を曲げる姿勢をとると、腰椎同士が緩んでしまいます。

○

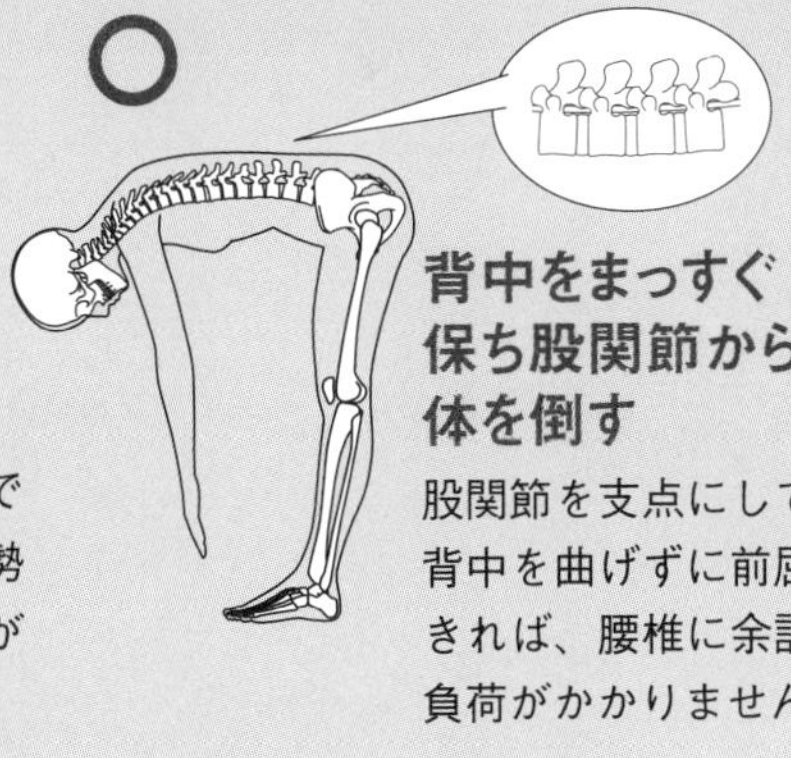

背中をまっすぐ保ち股関節から体を倒す

股関節を支点にして、背中を曲げずに前屈できれば、腰椎に余計な負荷がかかりません。

背中が丸まり過ぎると骨と骨の間が緩くなって腰に大きな負担がかかる!

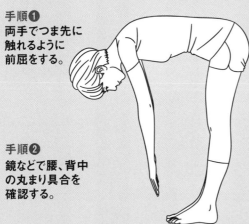

40代から腰痛のリスクは上がる

運動習慣で将来の腰痛予防

腰痛は、どの年代でも発症する可能性があります。若いからといって安心はできませんし、逆に高齢だから必ず発症するわけでもありません。

ただし、腰痛の原因や症状は、年代によって違いが見られます。若い人たちはスポーツでのケガや、同じ姿勢をとり続けるダメージからの発症が目立ちますが、年配になると筋肉や骨の衰えに起因する腰痛が増えてくるようです。

これは、体育の授業などがある学生時代と比べて体を動かす機会や頻度が中高年になるほど少なくなるためで、個人差はありますが、身体能力が年々衰弱していく表れの1つです。そういう意味では、腰痛もほかの病気と同じように、加齢とともにリスクが高くなるといえます。その分岐点となるのが、40代あたりではないでしょうか。

この年代から筋肉や骨が徐々に減少していき、腰痛に限らず様々な病気のリスクが格段に上がります。**加齢によるハンデをなるべく小さくするためにも、早めに運動習慣を生活の中にとり入れることをおすすめします。**

運動によって負荷をかけた筋肉や骨は、年齢に関係なく確実に強くなります。筋肉量が増え、骨の強度が上がれば、加齢に負けない健やかな体の基礎がつくれるのです。腰に不安を抱えている人は、未来の腰痛予防、腰のアンチエイジングのつもりで運動にとり組んでみてはいかがでしょうか。

腰痛の発症に年齢は関係ない!?

腰痛の発症リスクに年齢差はありません。しかし、腰痛を起こす原因や症状は世代で異なり、生活スタイルや身体能力の差が傾向として表れています。

30代までに多い原因

活動的な年代は体の酷使などが原因

スポーツや長時間のデスクワーク、体を酷使する重労働など、生活全般が活動的な世代ならではの原因が目立ちます。

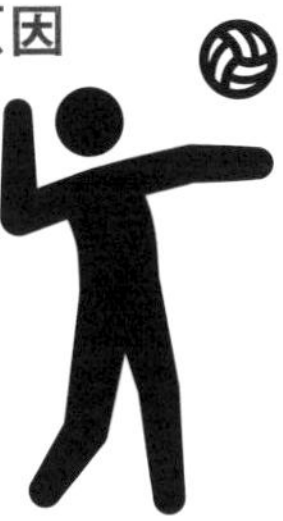

40代以降に多い原因

加齢や運動不足による筋肉や骨の衰えから

40代から多くなるのは、加齢による筋肉や骨の衰えが引き起こす腰痛。体を動かす機会が少ないのも衰弱を加速させます。

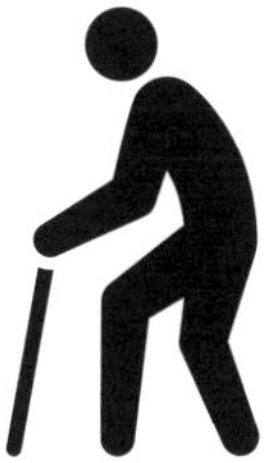

40代からは運動習慣で未来の腰痛予防

加齢とともに腰痛のリスクは上がります。特に40代からは運動習慣を定着させ、腰痛予防に加えて、健やかな体をコツコツと整えていきましょう。

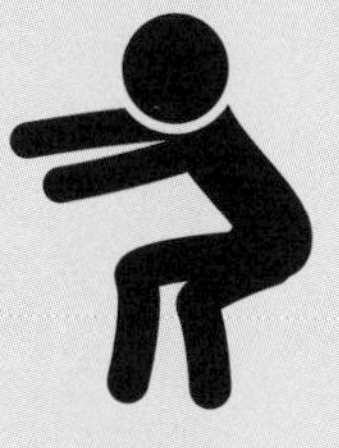

筋肉量を増やす

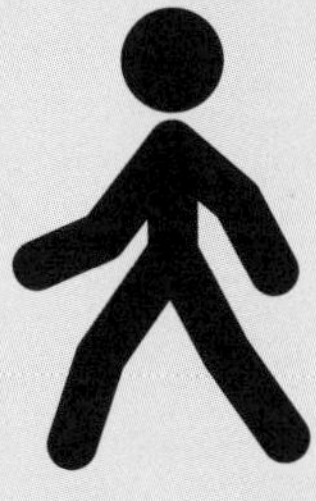

骨密度を上げる

運動による刺激で筋肉量や骨密度UP

筋肉は収縮と弛《し》緩《かん》で強くなり、骨は重力の刺激を受けて骨密度が上がり、強化されます。筋トレや体操に加えて足踏みなど、骨に衝撃を与える動きも行うと効果的です。

30代から腰痛を発症するケースも

私の経験から、30～40代には腰椎椎間板ヘルニアの患者さんが多く、50代以上になると腰部脊柱管狭窄症の人が増えてきます。

発熱や激痛を伴う腰痛はすぐに病院へ

動ける痛みであればセルフケアで

腰痛の症状が出たとき、みなさんはどのように対処されていますか。セルフケアで治すか、すぐに病院へ行くべきかで悩む人もいるでしょう。ここではどの対処がベターか、1つの目安を紹介します。

まず緊急を要するのは、38~39度くらいの高熱とともに激痛がある場合です。細菌性の病気の可能性もあり、すぐに医療機関の受診をおすすめします。**整形外科よりも内科の受診を優先してください。**

また、下半身のしびれや痛みを伴うもの、歩行や排泄の障害を伴う痛みの場合は、整形外科での受診が望ましいでしょう。ちなみに、激痛とひとくちにいっても、痛みの感じ方には個人差があります。私が整形外科の受診をすすめるレベルの激痛のイメージは、「痛みで身動きがとれない」「他人の手助けがないと生活できない」など、著しく日常生活が制限されるほどの痛みです。

一方、セルフケアで治ることが多いのは、つらさをあまり感じない程度の痛みや、徐々に痛みが軽くなってくるようなケース。このような症状であれば、しばらく様子を見てもいいでしょう。

腰痛の治療に整体や整骨、接骨院へ行く人が増えています。施術効果が見られればよいですが、長引くようなら**症状の正しい原因を知り、適切な治療を受けましょう。**そのためにも、**脊椎外科専門医がいて、通院が苦にならない距離にある医療機関でしっかりと診察や検査を受けてください。**

まずは医療機関へ行くべきか確認

どんな症状なら医療機関へ行くべきか、対処法の判断基準を以下に紹介します。発熱を伴う激しい痛みは、緊急を要する場合があります。

病院に行くべき腰痛

- ☑ 発熱を伴っている（緊急）
- ☑ どんな体勢でも耐えられないほどの痛みがある（緊急）
- ☑ 安静にしていても痛みが引かない
- ☑ 日ごとに痛みが悪化する。慢性化している
- ☑ 下肢のしびれや痛みを伴っている
- ☑ 歩行障害や脱力感、脚の筋力低下を伴っている
- ☑ 排尿・排便障害や会《え》陰《いん》部（陰部から肛門周辺）の感覚異常を伴っている

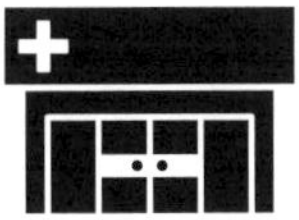

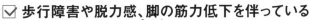

セルフケアでOKな腰痛

- ☑ あまりつらさを感じない程度の痛み
- ☑ 日ごとに痛みが軽くなってくる
- ☑ たまに痛む程度の症状

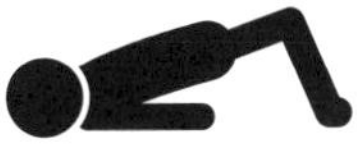

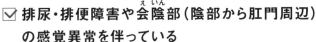

腰痛になったらどの病院に行くべき？

腰痛のあるときは整形外科の受診が基本ですが、発熱を伴う場合は先に内科（かかりつけ医）の診察を受けて判断を仰ぎましょう。

基本的には整形外科へ

腰痛だけの症状であれば、整形外科を受診してください。整体や接骨院の治療でも結構ですが、痛みが強い、痛みが長引く、下肢の症状があるときには、医療機関の受診をおすすめします。

通える範囲の病院がおすすめ

整形外科での治療は長期にわたることが少なくありません。通院が苦にならない距離にある、信頼できる医療機関を探してください。脊椎外科専門医がいることは1つの判断基準になります。

整体やマッサージも上手に活用

症状が改善しないなら整形外科へ

私は元々、「医師でなければ腰痛は治せない」とは考えていません。人によっては整形外科で治らず、整体やマッサージでよくなる例もあります。科学的なエビデンスはとれませんが、整体などの効果がないとはいい切れないと思います。

実態として、腰痛で整体やマッサージへ行く人は多く、日本整形外科学会が行った調査では、整体や整骨、接骨院の利用者数が整形外科医院の来院者を上まわっています。その背景には、医療機関よりも気軽に利用できる親近感をはじめ、遅い時間まで営業している利便性があるのかもしれません。確かに若い世代の場合、仕事の関係でなかなか休めなかったり、家事や子どもの世話などで、平日の昼間に病院へ行く時間を確保するのが難しいとは思います。もちろん、整形外科にも検査設備の充実、専門医の診察などメリットはあるのですから、双方を上手に使い分けるのも1つの手です。

整体やマッサージへ通って治ればよし。なかなか症状が改善しない、もしくは悪化した場合は、医療機関へ行ってしっかりと検査し、診察を受ければよいでしょう。ただし、極端な痛み、発熱や足のしびれといった腰以外の症状を伴うケースは、腰椎椎体骨折（圧迫骨折）や腰椎椎間板ヘルニアなどの疾患が疑われます。原因を探るためにレントゲンやＭＲＩでの検査が必要になるので、最初から医療機関を受診するようにしてください。

腰痛で病院に行く人は少ない！？

下のグラフは腰痛の人が医療機関よりも整体や整骨をより多く利用しているという調査結果です。若い世代を中心に、この傾向が強まっています。

治療に行った施設

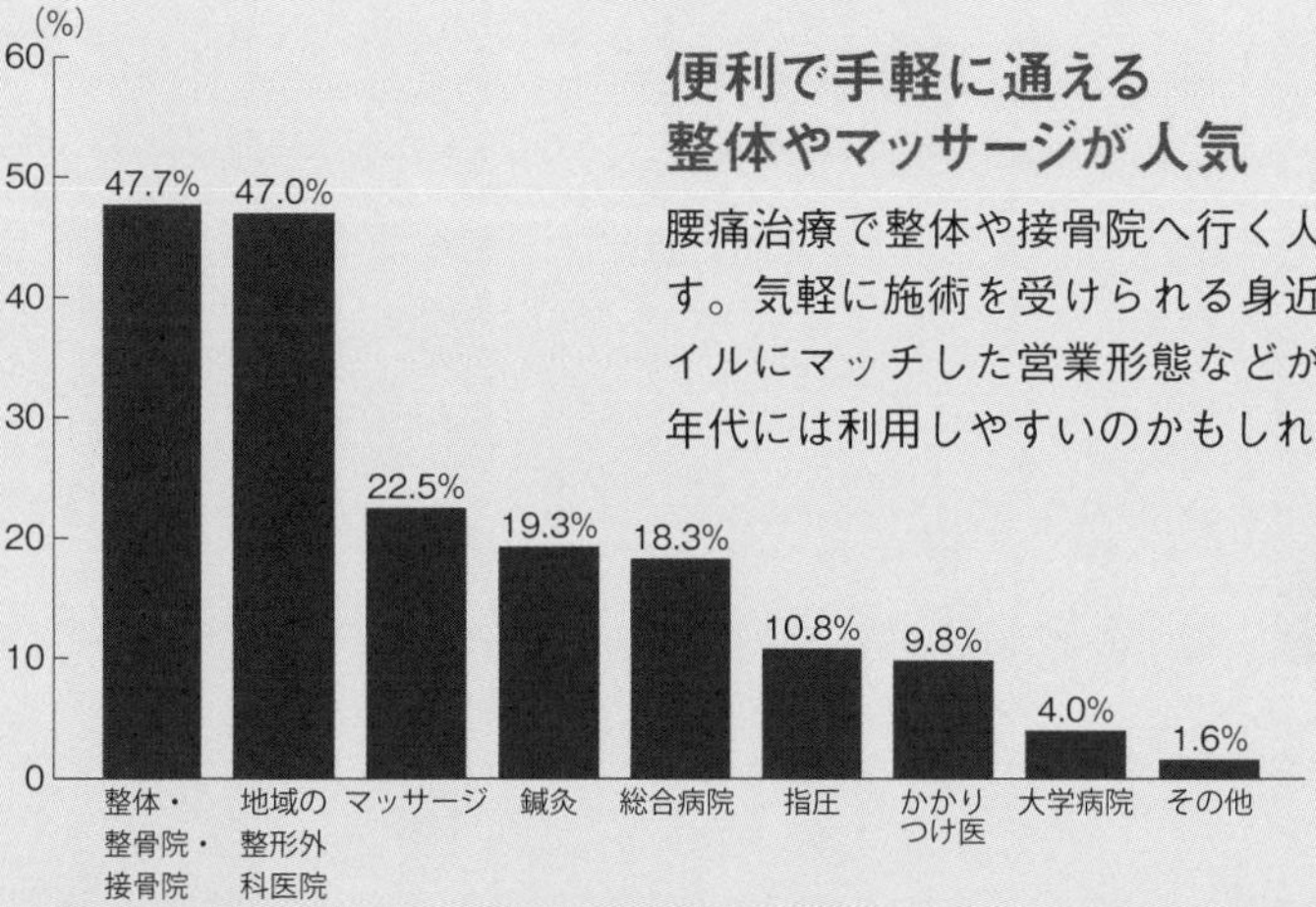
(%)
60
50
40
30
20
10
0
47.7%
47.0%
22.5%
19.3%
18.3%
10.8%
9.8%
4.0%
1.6%
整体・整骨院・接骨院
地域の整形外科医院
マッサージ
鍼灸
総合病院
指圧
かかりつけ医
大学病院
その他

便利で手軽に通える整体やマッサージが人気

腰痛治療で整体や接骨院へ行く人が数多くいます。気軽に施術を受けられる身近さ、生活スタイルにマッチした営業形態などが、働き盛りの年代には利用しやすいのかもしれません。

※複数回答あり。
出典：「腰痛に関する全国調査報告書2003年」をもとに作成、一部改変。

整体やマッサージの上手な活用方法

整体やマッサージ、整骨・接骨院など、それぞれの特徴を生かした施術を理解し、医療機関も含めて上手に選び分けながら治療しましょう。

整体とマッサージのメリット

●整体により筋肉の緊張状態が改善されると、姿勢の矯正効果や筋肉の柔軟性が生まれ、腰痛の症状緩和が期待できます。

●マッサージは、もみほぐしによって筋肉を柔軟にし、血行も促進することで腰痛の症状緩和に繋がる可能性があります。

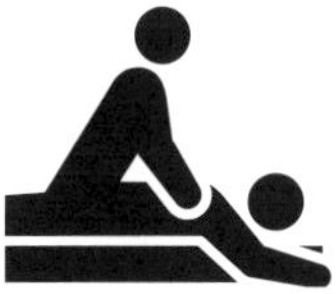

対症療法は整体やマッサージ 原因から対処するなら専門医

症状が治まればよいという対症療法であれば、整体やマッサージへ。腰痛の原因を探して対処するなら、脊椎専門医のいる整形外科医院などを受診してください。腰以外の症状を伴う場合や、整体やマッサージで病態が悪化、改善されない場合も同様です。

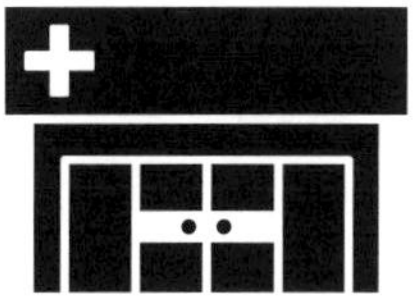

レントゲンやMRIでわかること

神経の関わる症状はMRI検査へ

腰痛で整形外科を受診すると、多くの場合は腰椎のレントゲン（X線）撮影をします。**これは、主に腰椎や骨盤の向き、形、動きといった骨の状態をチェックするためです。**

「骨が折れていないか」「位置がずれていないか」などの異常を点検する意味合いもありますが、どちらかといえば骨が正常であるのを確認する目的のほうが大きくなります。腰椎の形や向きにトラブルが生じる「変形性腰椎症」や「腰椎すべり症」「腰椎椎体骨折（圧迫骨折）」などは、レントゲンによって病態を確かめることができます。

レントゲンの画像診断をしている際、患者さんから「椎間板の異常ですか？」と聞かれることがありますが、そもそもレントゲンには椎間板や神経は写りません。しびれや痛みがあり、脊柱管狭窄症や椎間板ヘルニアなど、神経の関与する疾患が疑われる場合は、MRI検査をする必要があります。

MRI（磁気共鳴画像）検査は、強い磁場の中で体に電磁波を与え、それに共鳴し振動した体内の水素原子が放つ電磁波を受信して画像にしたものです。**人体を縦、横、斜めなど、様々な角度から断面画像で表示できる上、骨の内部状態や椎間板の変性《へんせい》、神経の障害具合といった微細な病変も写し出します。**レントゲンやCTとは異なり、X線を使わずに検査を行うため、放射線被ばくの心配がないのもMRI検査のメリットといえるでしょう。

レントゲンとMRIの違い

どちらも整形外科で行う検査として一般的なもの。レントゲンで骨の状態を点検し、痛みやしびれがあればMRI検査で神経などの状態を見ます。

レントゲンでわかること

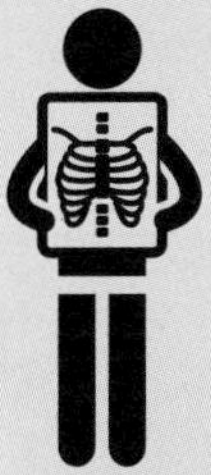

レントゲンでは腰椎や骨盤といった骨の形や向き、動きなどをチェック。骨の変形やつぶれ、配列のずれや曲がりなどの変化を見つけることができます。

MRI検査でわかること

MRIは神経の圧迫の程度や骨のずれ具合、組織内部の質感といった微細な情報をクリアな断面画像で示してくれます。

レントゲンとMRIでわかる腰痛の種類

レントゲンが主に骨の異常をとらえることに対し、MRIは骨にとどまらず、神経障害や組織内部の病変など、幅広く疾病を発見します。

レントゲンでわかる腰痛

骨の形や向きの異常からわかる病態

- 変形性腰椎症
  骨に棘《とげ》ができる、椎間板の幅が狭くなる。
- 腰椎すべり症
  骨が前後か左右にずれている。
- 腰椎椎体骨折（圧迫骨折）
  骨がつぶれている。
- 側弯症《そくわんしょう》　骨の配列が曲がっている。

進行した状態でわかる病態

- 腰椎分離症
  レントゲンでわかるのは末期の状態。
- 骨腫瘍《こつしゅよう》
  骨が溶けている、石灰がたまっている。

動態撮影（腰を曲げる、反らす）で異常がわかる病態

- 腰椎不安定症
  腰を動かすと骨がぐらつき、腰椎が不安定になっている。

MRI検査でわかる腰痛

- 腰椎椎間板ヘルニア
  ヘルニアの有無や神経の圧迫具合など。
- 腰部脊柱管狭窄症
  狭窄の部位やその程度。
- 腰椎椎体骨折（圧迫骨折）
  骨のつぶれ具合や、骨折の新旧の見分け。
- 腰椎分離症
  椎弓（腰椎の一部）の分離の有無。
  分離しかけの初期段階で
  見つけられるのはMRIのみ。
- 腰椎すべり症
  骨のずれの程度、神経の圧迫具合。
- 骨腫瘍
  大きさや位置、神経の圧迫の程度。
- 軟部腫瘍
  腫瘍の大きさや位置、
  皮下脂肪と脂肪腫の見分け。
- 腰部筋挫傷《ざしょう》
  筋断裂の具合、出血の状態。

画像検査だけで終わる病院はヤバい

↓触診なしで手術を決めるのは危険

整形外科での腰痛診療は、「初診↓レントゲン↓MRI↓CT・血液検査など↓手術↓リハビリ」といった流れが一般的です。初診では問診や触診をしながら痛み方の様子を聞いたり、原因の目星をつけたりします。その後、レントゲンで骨の状態などを確かめ、容態によって薬の処方やトリガーポイント注射といった処置をします。以降は病態に応じてMRI検査、必要であれば手術を行います。

私は初診の患者さんに、必ず触診をするよう心がけています。というのも、腰痛の原因を特定するのは容易ではなく、画像診断を含めた複合的な視点が必要だからです。痛みのある部位を触ったり、筋力を調べたり、体を前後に倒したりして痛みの元凶を探ります。触診を行うことで、患者さんもしっかり診てもらっているという安心感が得られ、より診察結果に納得、理解していただけるようです。

ここで勘違いをしてほしくないのは、「触診をしない整形外科医が信用できないわけではない」ということ。診療方法に対する考えは医師それぞれで異なります。外来患者が多ければ、触診なしで画像検査を行うこともあるでしょう。あくまでも目安ですが、何度か通院して一度も触診や筋力検査がなければ、「大丈夫かな？」と疑ってよいかもしれません。もしも触診をしないで手術をすすめられたら、要警戒です。セカンドオピニオンをお願いするか、別の病院にかかることをおすすめします。

一般的な腰痛診療の流れ

医療機関で異なりますが、通常は下のチャートのような流れで診療が行われます。まずは問診や触診、レントゲンで腰痛の原因を見つけるのが一般的です。

初診

仕事や生活習慣のほか、「どこが、どのように痛むのか」などを問診で聞いたり、痛む部位を触診したりして病状や原因を診ていきます。

↓ 問診や触診から次の処置を検討

レントゲン(X線)

レントゲン撮影で骨の状態を確認します。その状況によって内服薬や外用薬の処方、リハビリやトリガーポイント注射などの処置を行います。

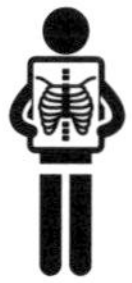

↓ これまでの処置で治らない、神経障害が認められる

MRI

レントゲンには写らない神経の状態、椎間板などの関節の様子をつぶさに検査します。

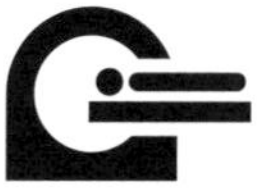

↓ これまでの処置で治らない、神経障害が認められる

CT、脊髄造影《せきずいぞうえい》、血液検査、骨密度検査など

主に手術の補助診断として行われる場合があります。

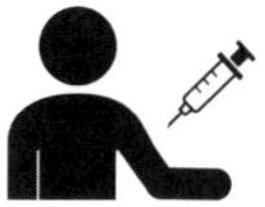

↓

手術

手術の方法によって入院期間は異なります。

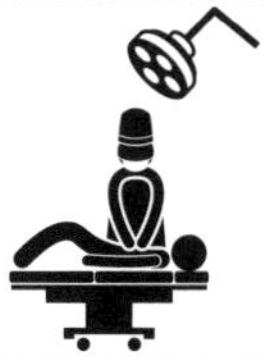

↓

リハビリ

痛みがとれたら筋力アップが最優先事項。痛みが残る人は筋力をつけつつ、必要に応じて薬や神経ブロック注射などの処置を施します。

腰痛で処方される薬や注射を信用しない人は治りが遅い!?

薬で治まらない痛みには注射を

患者さんの中には、「副作用が気になる」「痛み止めは原因解決にならない」などの理由で、薬の服用や注射をためらう人がいます。しかし、そのために痛みを長引かせて治りを遅くするよりも、医師と薬を信用して痛みが少しでも楽になれば、体を動かせる近道にも。ここでは基礎知識として知っておきたい、腰痛を改善する薬や注射について紹介します。

腰痛に処方される鎮痛薬は、急性期であれば「非ステロイド性消炎鎮痛薬」が主流です。市販薬ではロキソニンやボルタレンがこれに該当します。また、副作用が少ないため、子どもや高齢者によく処方されるのが「アセトアミノフェン」。こちらも、カロナールなどの商品名で市販されています。

これらの薬剤で効果が出ない場合は、「神経障害性疼痛治療薬」や「弱オピオイド」といった薬を併用したり、ビタミン剤などの鎮痛補助薬を同時に処方したりすることもあります。

薬で痛みが改善しない場合は、痛み止めの注射を打ちます。大きく2種類あり、トリガーポイント注射は、痛みを引き起こす部位に働きかけます。費用が安く、副作用もほぼないのが特徴です。もう1つの神経ブロック注射は、痛みを起こしている神経付近に麻酔薬を注射し、痛みを脳に伝達する神経の働きを遮断します。どちらも一時的に痛みを止めることで、「痛みが痛みを増幅させる」悪循環を断ち切れます。

腰痛を緩和させる薬や注射の種類

腰痛を改善する代表的な薬と注射を紹介します。上手に利用して、痛みの悪循環を断ち切りましょう。

鎮痛薬

弱オピオイド

商品名：トラムセット、トラマールなど
副作用：吐き気、便秘など
麻薬扱いではないオピオイド[※1]で、強い鎮痛効果があります。

非ステロイド性消炎鎮痛薬（NSAIDs）

商品名：ロキソニン、ボルタレンなど
副作用：胃腸障害、腎機能障害
痛みや炎症、発熱を抑える薬剤として広く流通しています。

神経障害性疼痛治療薬

商品名：リリカ、タリージェなど
副作用：めまい、眠気など
神経が障害されて起きる痛みに高い効果があります。

アセトアミノフェン

商品名：カロナールなど
副作用：食欲不振、血小板減少など
副作用が少なく、発熱や軽度または中等度の疼痛に使われます。

鎮痛補助薬

ビタミン剤

主な副作用：特になし
薬の特徴：血行をよくするビタミンＥや神経の働きを促すビタミンＢ群などがあります。

抗うつ剤

主な副作用：眠気など
薬の特徴：痛みの感じ方を司る脳内のＤＬＰＦＣに作用して痛みの感度を下げます。

筋弛緩薬《きんしかんやく》

主な副作用：眠気など
薬の特徴：痛みの影響により、こわばった筋肉の緊張を和らげる働きがあります。

注射

トリガーポイント注射

トリガーポイントは、筋肉の中でかたいしこりになった部分です。触診で探しながら、局所麻酔薬や鎮痛薬を注射します。何度か続けるとより効果が出ることも。

神経ブロック注射

腰痛に対して行われる神経ブロック注射には、神経を包んでいる硬膜《こうまく》[※2]の外側に注射する「硬膜外ブロック」と、神経根《こん》に注射する「神経根ブロック」の２種類があります。

※1 中枢神経や末梢神経にあるオピオイド受容体への作用により、モルヒネのような作用を表す物質の総称。
※2 脊髄を包む三重構造の膜のうち、最も外側にある膜。

手術が必要な腰痛はそれほど多くない！

手術方法にこだわり過ぎない

腰痛で来院する患者さんの中で、手術が必要になるのは全体の10％ほどでしょうか。意外と手術を行うケースは少なく、まず保存的治療をして、改善が見られないときに検討します。

腰痛に対して行われる脊椎《せきつい》手術には、切開《せっかい》手術、顕微鏡《けんびきょう》手術、内視鏡《ないしきょう》手術があり、治療の目的や病態によって最適な手術方法を選びます。医療機関ごとに対応できる手術方法が異なり、執刀医の得意な方法もあるため、患者さんは手術方法にこだわり過ぎないほうが、「後遺症なく早く治してもらう」ことに繋がるでしょう。

手術を受ける際、心にとめておきたいのはアフターケアです。手術してすぐに完治はまれであり、しばらくは痛みが残ったり、リハビリや投薬が必要なこともあります。そんなとき、遠方の医師では素早く対応してもらえません。頻繁に通院が必要な場合もないとはいえず、近場の専門医を選ぶのが賢明です。

さらに、医師選びに関していえば、手術の実績（回数）だけで選ぶのは危険があります。確かに手術数が多ければ、医師も補助する看護師さんも慣れているのは事実でしょう。しかし、必要以上に手術をすすめてくる可能性も否定できません。手術の実績はあくまで選ぶ目安の1つとしてください。

むしろ大事なのは、担当医との相性。お互いの波長が合い、直感で「この人なら大丈夫！」と思えるなら、意外と失敗はないものです。

病態や治療の目的で手術方法は異なる

腰痛の治療で行われる脊椎手術は3種類。それぞれのメリット、デメリットを考慮しつつ、病態や治療目的に適した手術が選択されます。

腰痛の手術の種類

切開手術	顕微鏡手術	内視鏡手術	
		MED・MEL	FED・旧PED
何でも不自由なくできますが、手術痕が大きく、体へのダメージも大。「MISt《ミスト》」という新しい術式は技術的に難しく、熟練した医師が少ないのが現状です。	術野を明るく拡大して立体的に見るので、処置の精度が高くなります。ただし、手術時間が多少長く、手術痕は内視鏡手術よりわずかに大きくなります。	内視鏡の特徴として、体の奥まで入って標的に近づけます。手術痕も比較的小さく、体へのダメージは軽くなります。デメリットとして、まれに血腫《けっしゅ》※がたまることがあります。	MEDとの違いは内視鏡がより小さく、奥深い病変にも対応できること。手術痕も最小で、入院も短期間で済みます。止血しにくい、という欠点があります。

※出血した血液が体外へ排出されず、体内の組織内にたまった状態。

疾患別 適応される手術

腰椎椎間板ヘルニア

切開手術、顕微鏡手術、内視鏡手術のいずれかを採用。最終的には病態や手術のタイミング、担当医の得意な方法などが考慮されます。

腰部脊柱管狭窄症

病態や目的で切開手術、顕微鏡手術、内視鏡手術のいずれかを採用。なお、内視鏡手術が最も適しているのは、脊柱管狭窄症と椎間板ヘルニアです。

腰椎分離症

切開手術で分離した部位をネジで挟んで固定する方法が一般的です。小さな切開で体への負担が少ないMISt法が適しています。

腰椎椎体骨折(圧迫骨折)

つぶれた骨にストローのような針で骨セメントを流し込む方法(高齢者に多い)や、重症な場合は上下の骨をネジで固定する処置をとることもあります。

! すぐに手術が必要となる可能性があるケース

腰痛は保存的治療が原則ですが、次のようなケースはすぐに手術が必要になる可能性があります。

- ●脚の力が病的に弱くなっている。
- ●尿が出ないなど、膀胱直腸障害《ぼうこうちょくちょうしょうがい》が出ている。
- ●痛みが激烈で治療しても動けない。
- ●化膿性脊椎炎《かのうせいせきついえん》※や重度の圧迫骨折がある。

※脊椎(背骨)が細菌感染を起こして化膿し、急性では背中や腰に激痛や高熱の症状が出る。

手術しても治らない人は多い!?

手術はゴールではなくスタート

「手術をしたのに痛みがとれない」からと、診察に来る人は少なくありません。多くの人が「手術をすればすぐ楽になる」と期待されているようですが、現実はそう甘くはないのです。腰痛治療のために手術をして、すぐによくなる人は全体の30%ほど。大多数の人は数ヵ月かけてリハビリや治療を行い、徐々によくなっていきます。**手術は決してゴールではなく、新たな治療のスタートです。**

そこで大切になるのが、「自分の力で治す」という姿勢です。医師と連携してリハビリや治療を積極的に行うほか、自宅でのセルフケア、食事や睡眠を見直す生活習慣の改善など、手術後の前向きなとり組みが術後の経過をよくします。

対照的になかなかよくならないのが、他人任せにしてしまっている人です。自身でストレッチや筋トレなどを行うこともなく、病院やマッサージなどに頼りきる人をよく見かけます。しかし、自ら体力と筋力をつけ、腰痛を起こしにくい生活をしなければ、腰痛が完全に治ることはありません。

ちなみに、手術が成功しているのにも関わらずよくならない人がいます。これは、P.14で紹介した「症状が改善しないタイプ」と同じで、悲観的で神経質な人は快方が遅れがちです。術後の1～3ヵ月は、痛みやしびれが残りやすいもの。そこで腐らず、焦らず、常に楽観的、ポジティブに過ごせる人は、自ずと治りも早くなります。

手術後は自分で腰痛を治す努力をしよう!

術後のリハビリやセルフケアも含めてが手術です。「自分で治す」という前向きな気持ちがアフターケアを充実させ、完治を早めることになります。

セルフケアやリハビリを行う

通院してのリハビリや治療のほか、自宅でできるセルフケアをとり入れるなど、腰痛で消耗した筋力と体力を回復させる努力が必要です。

生活習慣を改善していく

お風呂でよく温まる、食事の栄養バランスを考える、睡眠の質を上げるなど、生活習慣を見直すことで「腰痛になりにくい体」をつくりましょう。

手術しても治らない負のスパイラル

他人頼みで自分から治す努力をしない人は、一時的な改善はあっても、すぐに症状が再発する可能性が大。痛みやしびれが長引く傾向にあります。

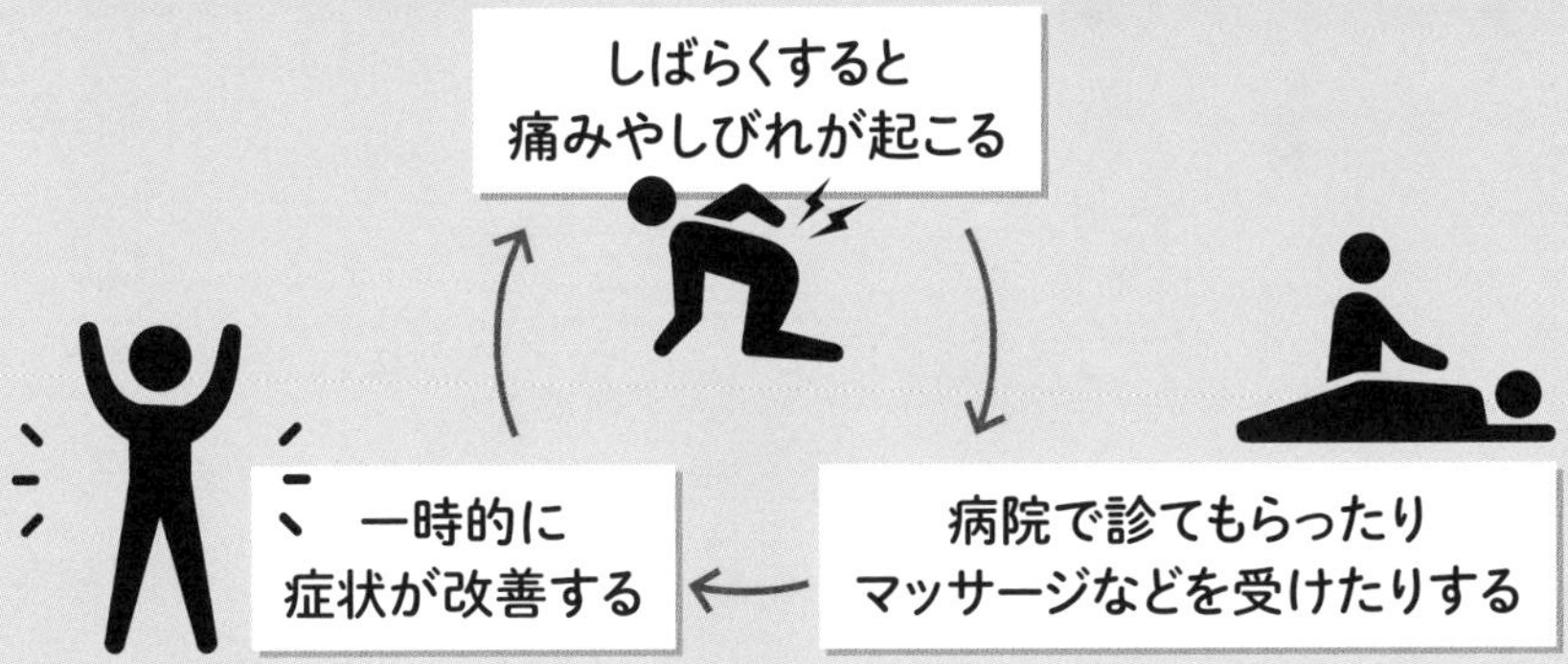
しばらくすると
痛みやしびれが起こる
病院で診てもらったり
マッサージなどを受けたりする
一時的に
症状が改善する

病院などに頼って自分で治そうとしなければ
腰痛は完治しない!

COLUMN

天気が下り坂になると腰が痛み出す!?

患者さんから「腰が痛み出すと天気が崩れる」とか「雨の日は体の節ぶしが痛い」といった声を聞くことがあります。これではまるで悪天候が体の痛みを招いているようですが､医学的に天気と痛みの間には、何の関連もありません。

夕立のように、急な天気の変化が起きたとき、上記のような人はそれに合わせて腰が痛くなったり、すぐに治ったりするのでしょうか。恐らくそうはならないでしょう。

この場合、天気の下り坂や気圧の変化がマイナス要因となり、雲行きが怪しくなってくると「また腰の痛みが出るのでは」「痛くならなければいいな」という一種の自己暗示が痛みを呼ぶのかもしれません。

かつて体験した激痛への恐怖がストレスとなり、実際には起きていない痛みを感じることもあります。無用な痛みに悩まされないよう、不必要な思い込みは捨て、できるだけ前向きに過ごすことが、腰痛のある人には有効といえそうです。

第2章

名医が教える！自宅でできる腰痛ケア

ここからは腰痛の改善・予防のために実践したい、
セルフケアとエクササイズのページです。
日々のルーティンとして定着させてください。

自分でできる腰痛ケアで痛みを撃退！

体幹を鍛えると予防効果も

腰痛の主な原因は、第1章でお伝えした運動不足や加齢などによる、筋肉の柔軟性や筋力の低下によるもの。さらに、猫背などの前かがみの姿勢が腰まわりだけではなく、首や背中の筋肉にもダメージを与えるからです（P.18参照）。

そこで第2章では、腰痛の改善を目的とした「腰痛ケア」を紹介します。1つが痛みの緩和を目指すストレッチと筋トレ、もう1つが体幹を鍛えるエクササイズになります。自分で簡単にできる腰痛ケアなので、元のしなやかな筋肉をとり戻しつつ、上体をしっかりと支える筋力もつけましょう。

ストレッチによる「セルフケア（P.74〜参照）」は、体を「前に倒す」、または「後ろに反らす」のどちらの動作で腰に痛みを感じるか、その症状に合わせたメニューになります。一般的に「前に倒すと痛い」のは、ヘルニアなど椎間板の不調によるものが多く、「後ろに反らすと痛い」タイプは、筋肉の収縮で痛みが出る筋・筋性腰痛の可能性が高くなります。なお、前後どちらにも痛みがある場合は、両方のケアを行ってください。

セルフケアで痛みが緩和されて体を動かせるようになったら、「体幹を鍛えるエクササイズ（P.90〜参照）」もプラスして行えば理想的。腰に負担をかけない、正しい姿勢を保つ筋力をつけていきましょう。**続けることによって腰痛の改善だけではなく、予防効果も期待できます。**

腰痛改善には筋肉の柔軟性と体幹強化が重要

筋肉の緊張をほぐしつつ、筋力を向上させることが腰痛解消には欠かせません。さらに体幹も補強して、腰痛知らずの体をつくりましょう。

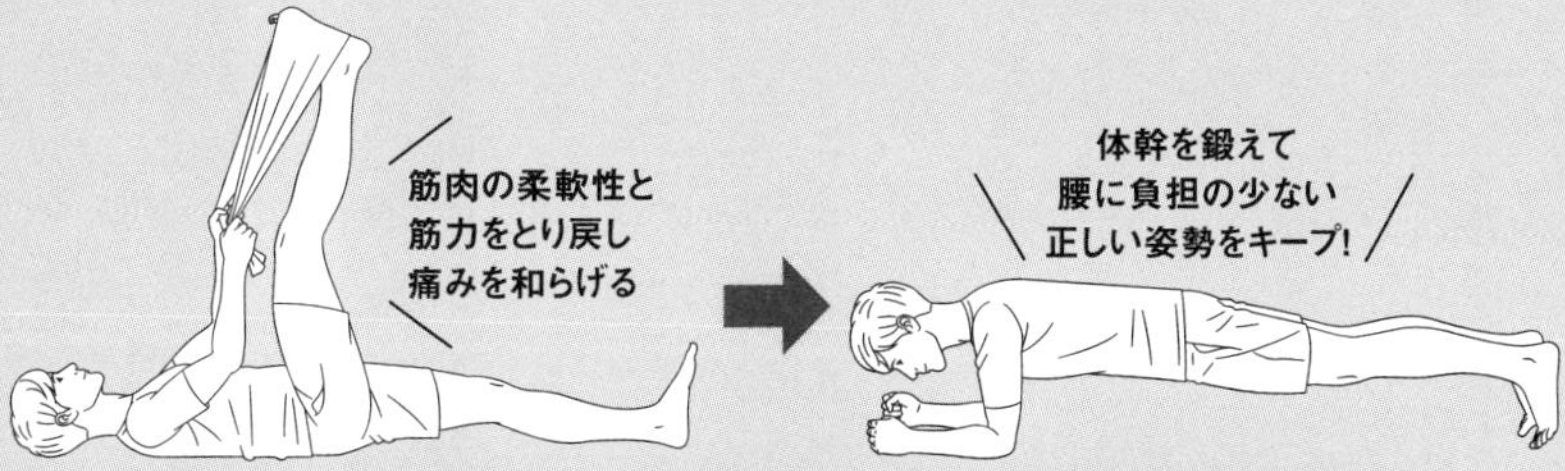
筋肉の柔軟性と
筋力をとり戻し
痛みを和らげる
体幹を鍛えて
腰に負担の少ない
正しい姿勢をキープ!

筋肉の柔軟性や強度を高めることで腰痛を改善

セルフケアで筋肉のこわばりを解き、血流と関節の可動域を改善することで痛みの緩和を目指します。次の段階として、体幹への刺激によって上体の安定性を強化。腰痛のリスクを軽減しましょう。

本書で紹介する3つの腰痛ケア

P.74～81へ

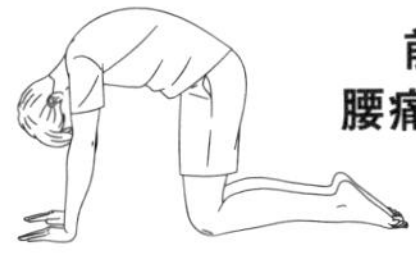

**前に倒すと痛い
腰痛に効くセルフケア**

背中やお尻、太ももの裏（ハムストリングス）などを刺激して、主に筋肉の柔軟性向上や血流改善をはかります。

P.82～89へ

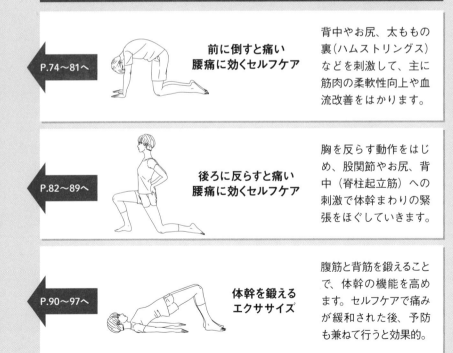

**後ろに反らすと痛い
腰痛に効くセルフケア**

胸を反らす動作をはじめ、股関節やお尻、背中（脊柱起立筋）への刺激で体幹まわりの緊張をほぐしていきます。

P.90～97へ

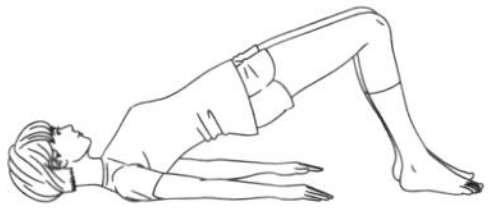

**体幹を鍛える
エクササイズ**

腹筋と背筋を鍛えることで、体幹の機能を高めます。セルフケアで痛みが緩和された後、予防も兼ねて行うと効果的。

腰痛を治すには下半身と背中の筋肉をほぐす

太ももなどの緊張が腰痛に繋がる

腰痛を治す上で知っておきたいのが、腰痛に影響を及ぼすのは腹筋（腹直《ふくちょく》筋、腹横《ふくおう》筋など）や背筋（脊柱《せきちゅう》起立《きりつ》筋、広背《こうはい》筋など）だけではないということ。腰は体の要として多くの筋肉と連動し、絶妙なバランスを保ちながら互いの機能を支え合っています。そのため、関連する筋肉に不調が生じると、たちまち腰にもダメージが連鎖してしまうリスクを抱えているのです。

例えば、ふくらはぎの筋肉（腓腹《ひふく》筋やヒラメ筋）は筋膜《きんまく》で腰と繋がっているため、ここが緊張すると腰痛を引き起こす場合があります。また、太ももの裏の筋肉（ハムストリングス）がかたいと、骨盤の動きが悪くなって腰に余計な負担がかかることに。腰痛持ちの大多数に、太ももの裏のこわばりが見られるのはこのためです。ハムストリングスがガチガチの人は、ひざやお尻にも痛みが起きるか、すでに起きている可能性が高いといえるでしょう。

ちなみに、腰痛の診察で太ももの裏やふくらはぎなど、腰とは関係のなさそうな部位を触診することがあります。これは連動する筋肉の状態を確認するためで、どうして腰痛が起こっているかを総合的に判断する必要があるからです。

この章で紹介するセルフケアやエクササイズは、「腰の健康」を支える様々な筋肉もターゲットにしています。より効率的で確かな症状の改善を目指し、また予防手段として役立ててください。

腰に関連する筋肉を知ろう

腰は多くの筋肉と連動しながら、全身のバランスを維持しています。腰まわりに限らず関連する筋肉もほぐすことで、腰痛を撃退しましょう。

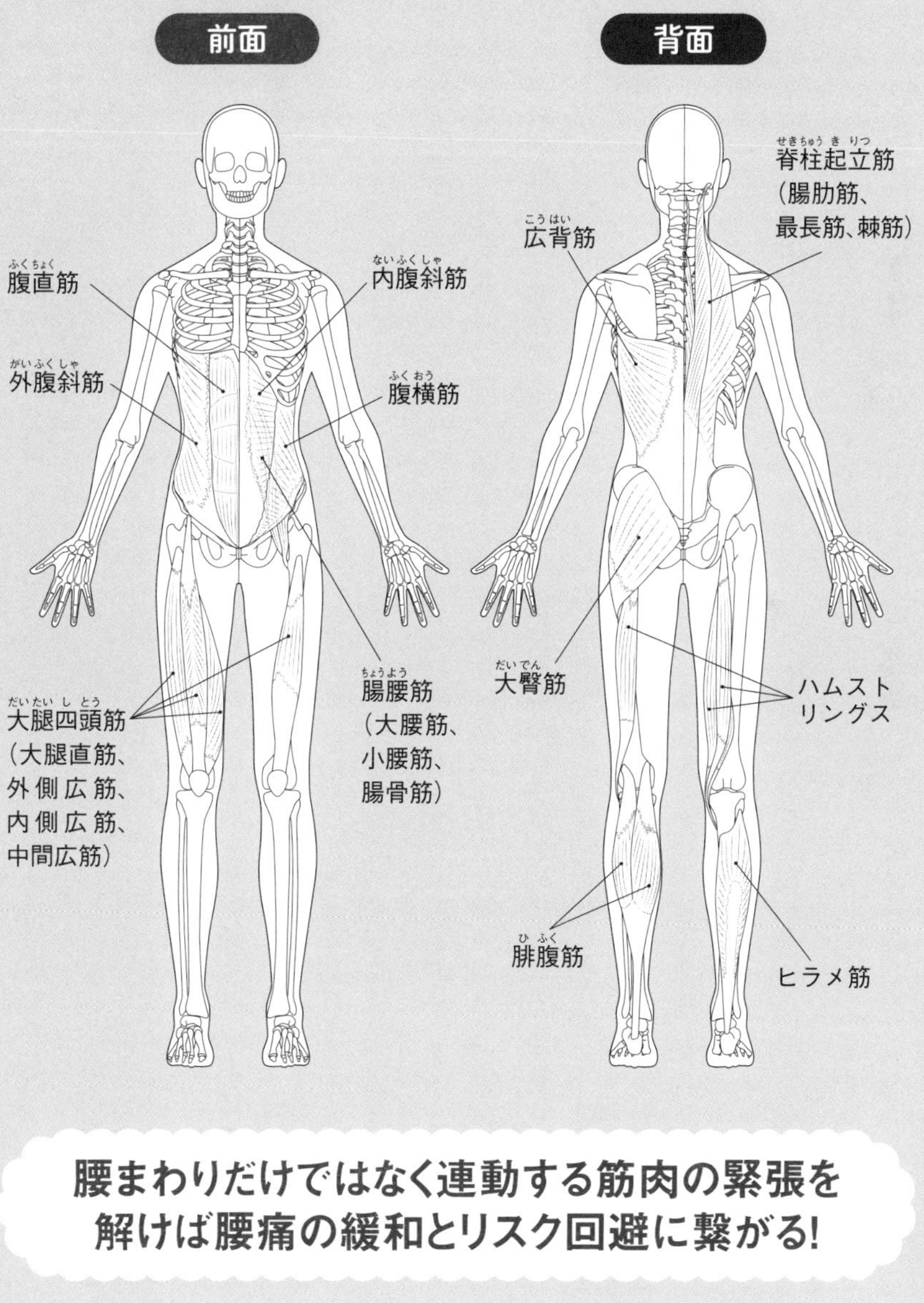
前面
背面
腹直《ふくちょく》筋
内腹斜《ないふくしゃ》筋
外腹斜《がいふくしゃ》筋
腹横《ふくおう》筋
大腿四頭《だいたいしとう》筋
（大腿直筋、
外側広筋、
内側広筋、
中間広筋）
腸腰《ちょうよう》筋
（大腰筋、
小腰筋、
腸骨筋）
広背《こうはい》筋
脊柱起立《せきちゅうきりつ》筋
（腸肋筋、
最長筋、棘筋）
大臀《だいでん》筋
ハムストリングス
腓腹《ひふく》筋
ヒラメ筋

腰まわりだけではなく連動する筋肉の緊張を解けば腰痛の緩和とリスク回避に繋がる!

骨を整えて腰の負担を減らそう！

腰椎をケアして健やかな腰を保つ

背骨と呼ばれる脊椎のなかでも、腰痛と密接に関わっているのが腰椎です。第1章で紹介した「腰部脊柱管狭窄症」や「腰椎椎間板ヘルニア」のほか、「腰椎椎体骨折（圧迫骨折）」「腰椎分離症」など、**腰痛の代名詞ともいえる疾患は全て、腰椎の不調から引き起こされます。**

腰椎は5個の椎骨で形成され、一番下は骨盤の一部である仙骨と連結しています（左ページ参照）。一個一個は前方の椎体《ついたい》、後方の椎弓と棘突起《きょくとっき》、前方と後方を繋ぐ椎弓根《ついきゅうこん》からなり、骨の中には神経が通るトンネル状の椎孔《ついこう》（脊柱管）もあります。その腰椎の間に挟まれているのが、髄核とそれを包み込む線維輪でつくられた椎間板です（P.25参照）。柔らかなゲル状の組織で、衝撃を和らげ、骨同士の摩擦を防ぐクッションの働きも担っています。

また、解剖学的に見ても腰椎の重要性がわかります。**脊椎中央を構成する胸椎よりも大きくて存在感があり、断面で見ると胴体の中心付近に位置します。腰椎は胴体の中において、まさに大黒柱としての役割を果たしているのです。**それゆえ、腰椎が関わるトラブルは立つ、座る、歩くといった日常の動作にも多大な影響を与え、生活の質を下げる原因にもなりかねません。

本章で紹介している腰椎のケアや活性にも役立つストレッチ（P.76、P.82参照）を実践しつつ、日頃から腰痛予防の意識を高めましょう。

体を支える中心に腰椎がある

腰椎は胴体の中心付近にどっしりと構え、体の土台としての大事な役目を担っています。だからこそ、不調を招くとダメージも大きいのです。

骨格の構造

正面からの骨格

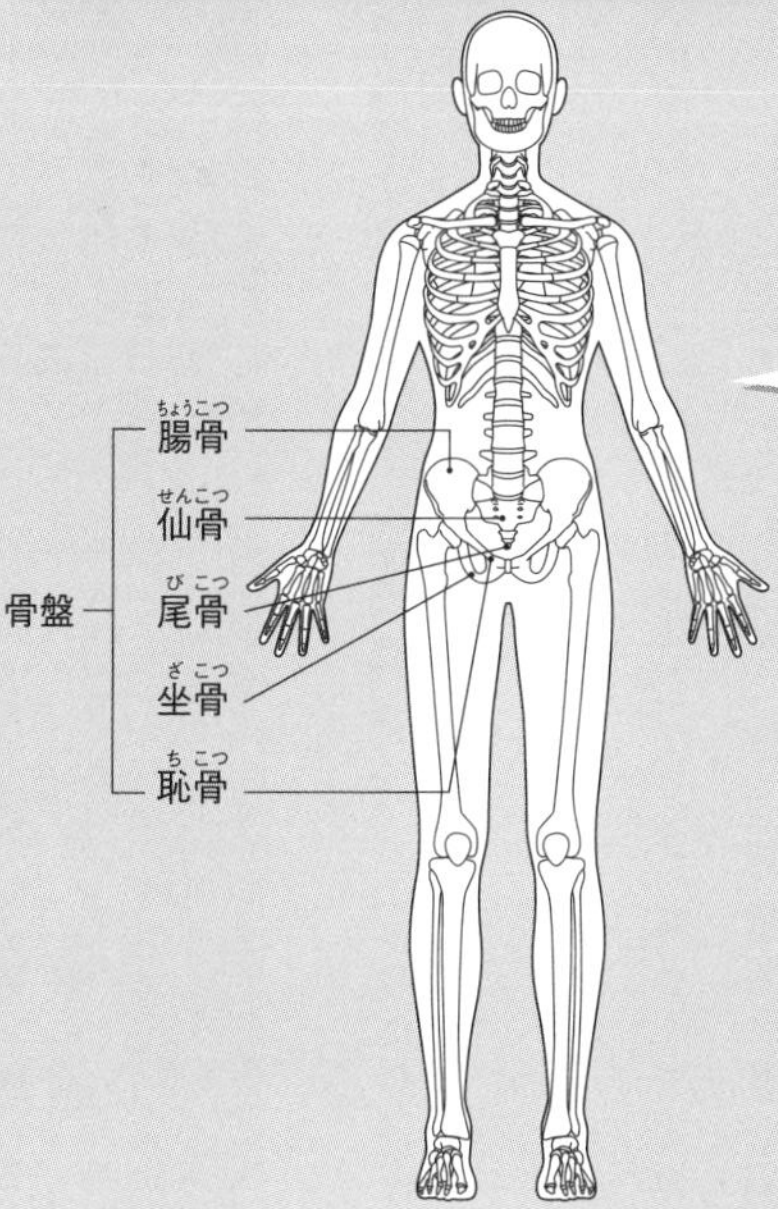

骨盤
腸骨《ちょうこつ》
仙骨《せんこつ》
尾骨《びこつ》
坐骨《ざこつ》
恥骨《ちこつ》

脊椎の構造

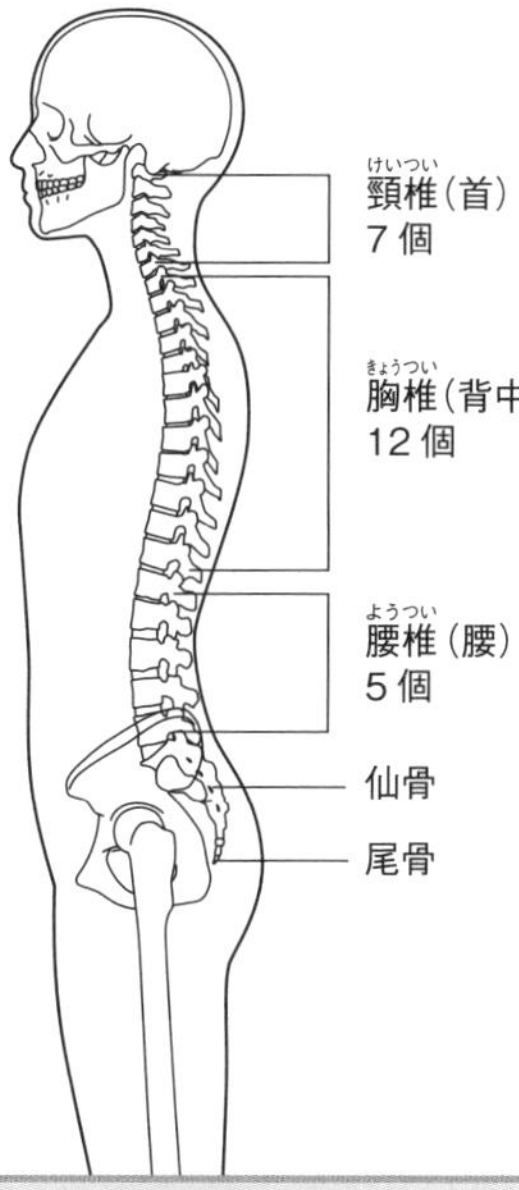

頸椎《けいつい》（首）
7個
胸椎《きょうつい》（背中）
12個
腰椎《ようつい》（腰）
5個
仙骨
尾骨

腰椎の構造

上から見た腰椎

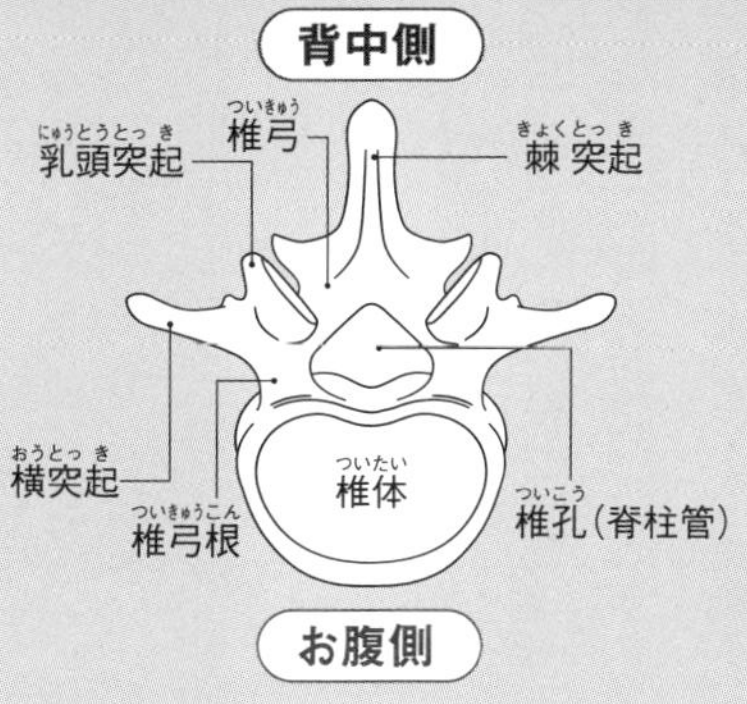

背中側
椎弓《ついきゅう》
乳頭突起《にゅうとうとっき》
棘突起《きょくとっき》
横突起《おうとっき》
椎弓根《ついきゅうこん》
椎体《ついたい》
椎孔《ついこう》（脊柱管）
お腹側

腰椎は意外にも体の真ん中に位置している

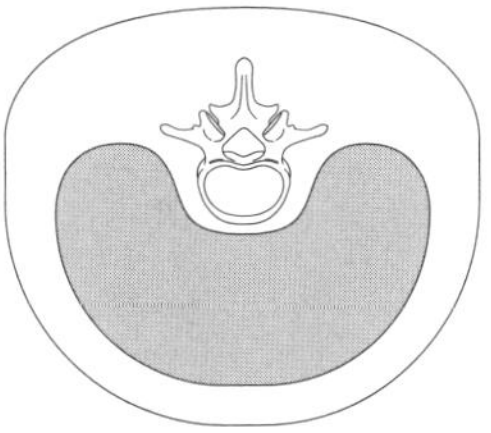

背中側の端にあるイメージの腰椎ですが、断面で見ると、実は胴体の中心あたりにドンと位置しています。

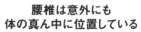

腰痛を解消するには体幹力が不可欠

動作が機敏になり体も引き締まる

腰痛を招く原因の1つに、筋肉の衰えがあります。とりわけ体幹の筋肉が落ちると上半身を支える力が低下し、よい姿勢を保つのが困難に。その結果、猫背などの前かがみの姿勢になり、腰の不調や治った腰痛のぶり返しを招くリスクを上げてしまいます。

体幹とは、体のコア＝中心部分を指し、「手と足を除く、首から下の胴体部分全体」のことをいいます。立つ、座るといった動作を始め、腕や脚を動かすときの軸にもなり、まさに「体を支える幹」として働いています。

体幹を構成するのは腹直筋や腹横筋のほか、脊柱起立筋や広背筋など、一般に腹筋・背筋としてくくられる様々な筋肉です。腹筋や背筋を刺激することで筋力バランスが整い、総体として「体幹力」が向上。体全体の安定性が高まります。筋肉の活性はもちろんですが、よい姿勢を身につけて腰の状態を安定させるためにも、体幹をターゲットとする運動を行うことをおすすめします。

本章ではP．90から「体幹を鍛えるエクササイズ」を展開していますので、腰痛のある人は改善策の一環に、また現状では腰痛を発症していない人も、加齢とともに低減する筋力の底上げをはかる意味で、ぜひお役立てください。ちなみに、体幹の強化は筋力や関節の可動域の向上をもたらすため、動作が機敏になる、体が引き締まるといった副次的な効果も期待できます。

体幹を鍛えなければ腰痛は治らない！

背骨を支え、姿勢を保持する体幹は体の土台となります。ここが正常に機能しなければ、腰の状態も不安定化し、腰痛の改善も望めません。

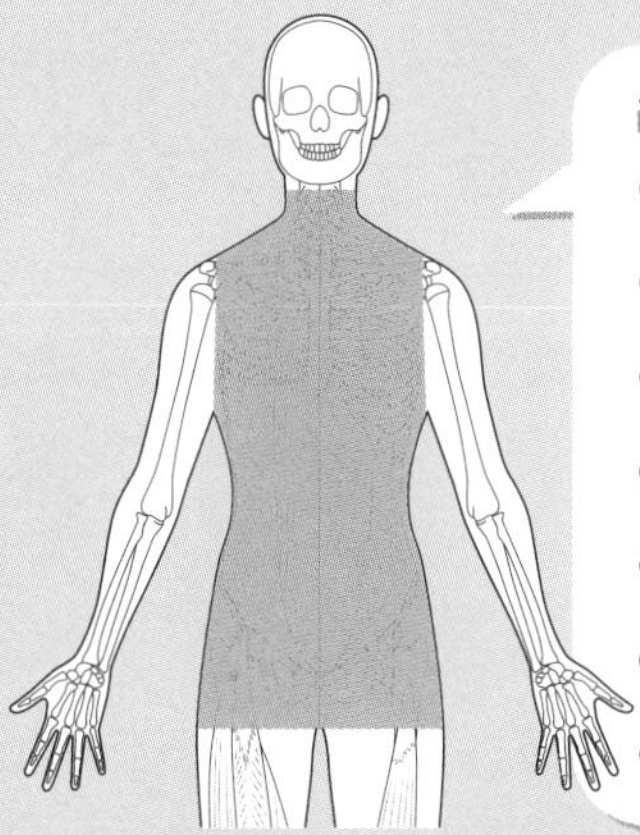

体幹の筋肉は……

- 腹横筋
- 腹直筋
- 広背筋
- 脊柱起立筋
- 内・外腹斜筋
- 多裂筋
- 腰方形筋　など

体幹は肩や胸、背中、お腹や腰まわりのこと

体幹は頭部と手、足を除いた胴体部分全体のこと。胴まわりだけをイメージしがちですが、肩や腰まわりも含めた範囲を指します。姿勢の維持のほか、腕や脚を動かす際の軸になる、などの働きがあります。

体幹を鍛えると腰痛が改善する理由

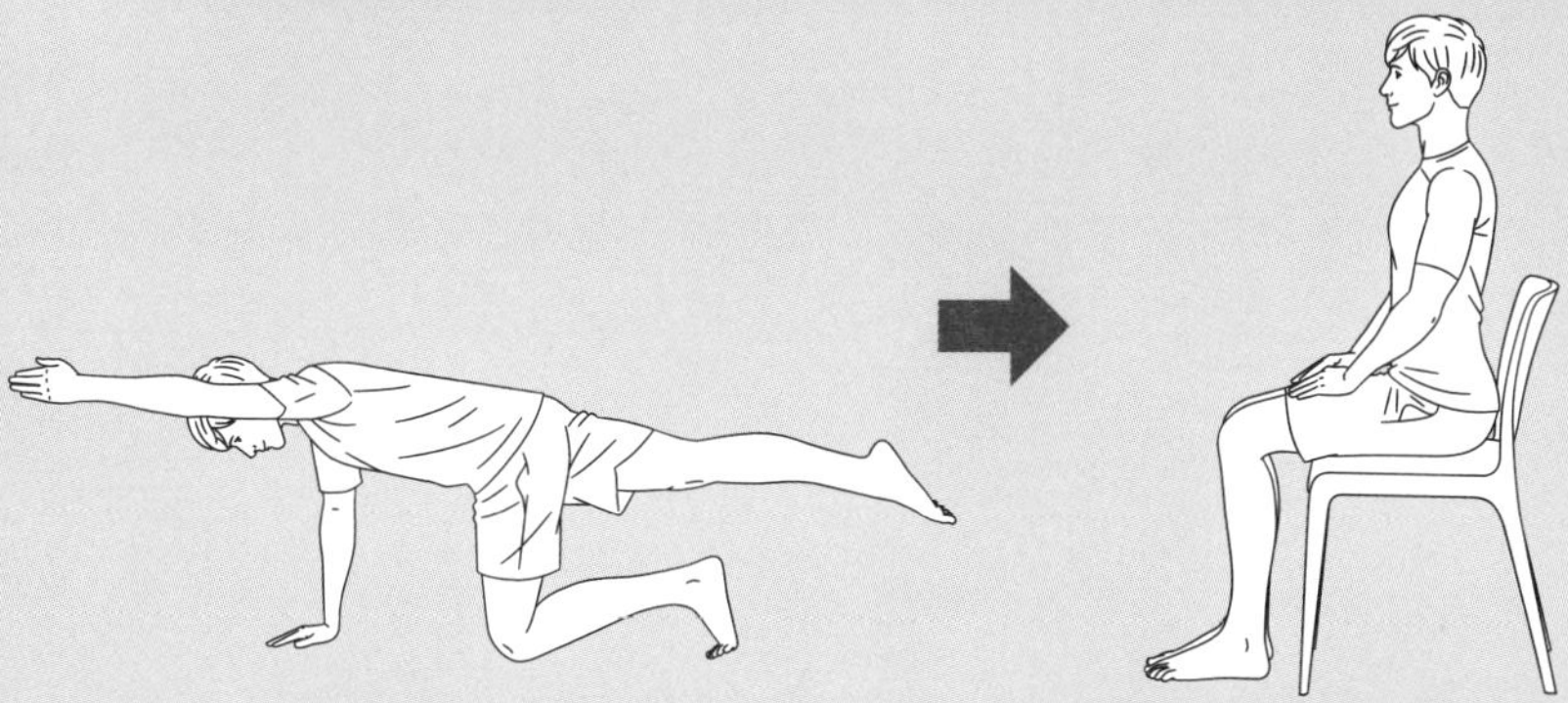

体幹を鍛えると……

正しい姿勢がキープできる!

体幹力UP→よい姿勢の維持→腰に優しい体に

運動による体幹への刺激が、体幹筋の機能（体幹力）をアップさせ、体の安定性が向上。よい姿勢が保ちやすくなることで、腰の状態も安定し、腰痛の改善や予防にも追い風となります。

あなたはできる?

片脚立ち『体幹力』チェック

腰痛の予防や改善には、体幹を鍛えることが不可欠。
まずは、「片脚立ち」で自分の体幹力をチェックしてみてください。
この動き1つで、体幹がうまく使えているかをチェックできます。
キープ時間の目安は20秒ですが、長い時間キープできるほど体幹力がある証拠です。

体幹力の測定方法

キープの目安
左右各
20秒

正面から見た姿勢

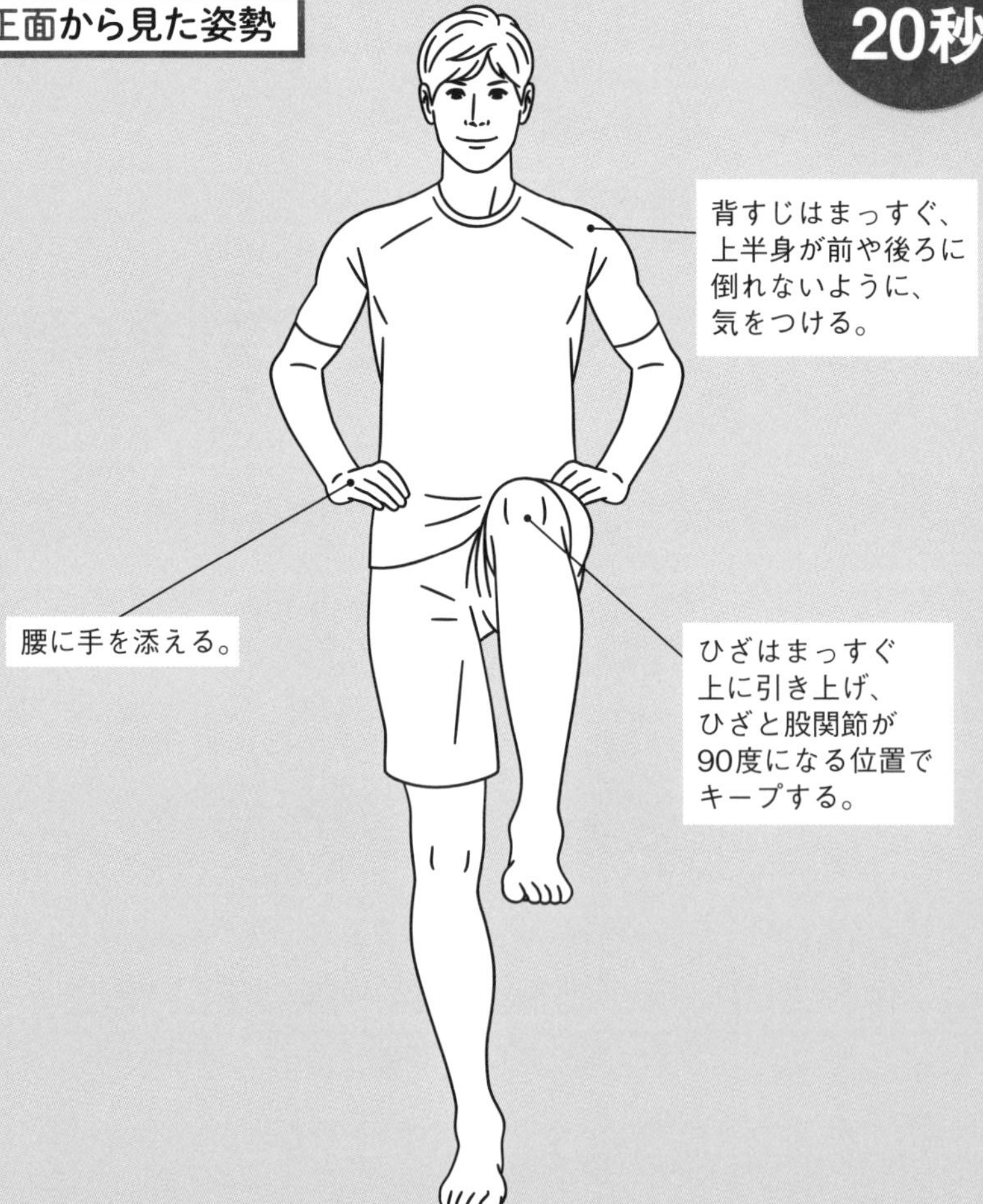
背すじはまっすぐ、
上半身が前や後ろに
倒れないように、
気をつける。
腰に手を添える。
ひざはまっすぐ
上に引き上げ、
ひざと股関節が
90度になる位置で
キープする。

定期的に体幹力をチェックしよう！

20秒キープできない場合や、体が傾いたりぐらついたりする場合は、本書で紹介するエクササイズを行って体幹力を鍛えましょう。このチェック自体が体幹力を鍛えるトレーニングにもなるので、毎日行うことをおすすめします。20秒以上キープできた人も、体幹力が落ちていないか定期的にチェックしてみてください。

横から見た姿勢

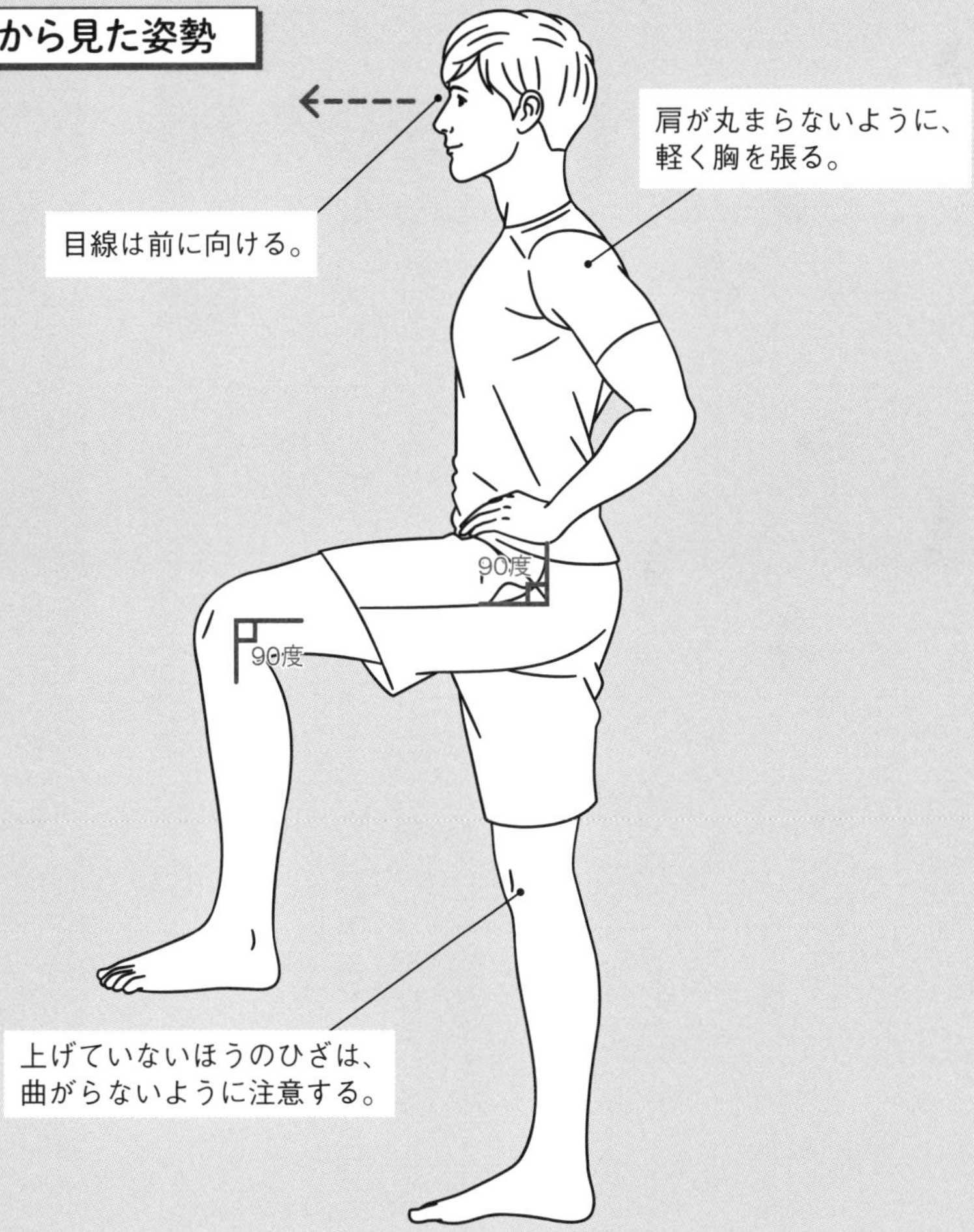
肩が丸まらないように、
軽く胸を張る。
目線は前に向ける。
90度
90度
上げていないほうのひざは、
曲がらないように注意する。

腹筋を鍛えると腰痛が治る

腰に負担がかかる腹筋運動はNG

正しい姿勢の維持に、体幹力が必要なのは前述の通りです。そのためには、運動によって腹筋や背筋を刺激し、筋肉の活性をはかることが欠かせません。ところが、腰や背中を強化するという意識が強いと、どうしても背筋だけを鍛えがちになりますが、腹筋のケアを怠って機能が低下すれば、猫背などの悪い姿勢が助長されてしまいます。

通常、私たちは「腹筋3：背筋7」の筋力配分で姿勢を保っているといわれています。割合は小さくても、腹筋が本来の働きをしなければ正しく体を支えることができません。例えば、腹筋に対して背筋の弱い人は骨盤が後ろに傾き、逆に腹筋に比べて背筋が強い人は骨盤が前に傾く傾向があります。前後のパワーバランスを保つためにも、偏りなく両者を鍛えることが重要です。

ただし、**体幹力を上げる目的では、仰向けに寝た状態から上半身を垂直に起こし、再び仰向けに寝る動作を繰り返す「シットアップ」はおすすめできません。**上体を起こす際に、腰椎が過度に動いて腰に大きな負担がかかるため、腰痛がある人には不向きだからです。現状、医療現場のリハビリメニューでは、ほとんど用いられていません。

本書で紹介するエクササイズは、腰に負荷なく腹筋を強化できるほか、腹部の深層筋（インナーマッスル）を鍛える「ドローイン（P.94参照）」という体幹トレーニングなどもあります。

腹筋を鍛えなければ正しい姿勢をキープできない！

腹筋と背筋は３：７の筋力バランスで、上体を前後から支えています。腰に優しい姿勢を維持するには、背筋と同様に腹筋の活性も行いましょう。

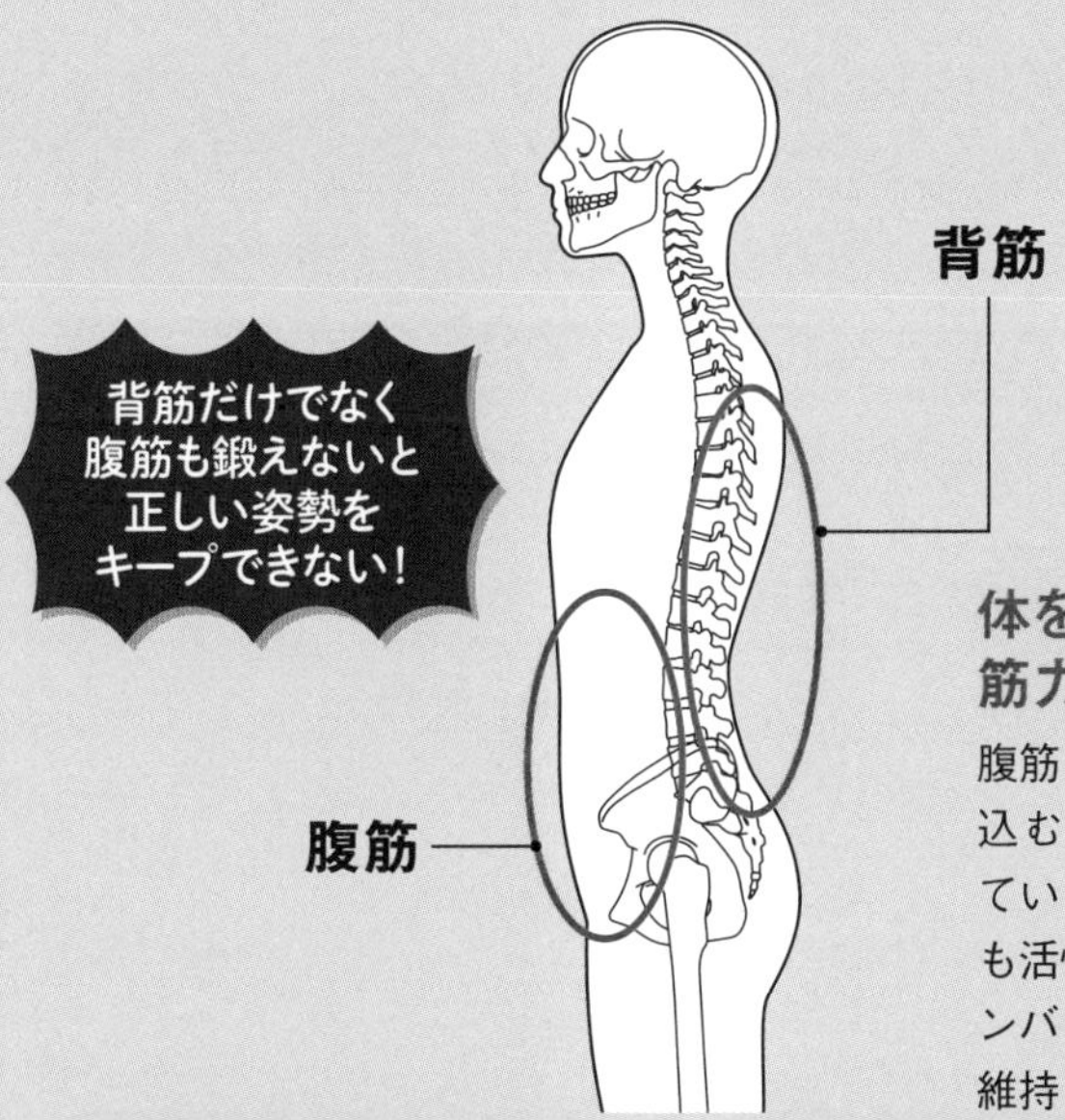
背筋
背筋だけでなく
腹筋も鍛えないと
正しい姿勢を
キープできない！
腹筋

体を前後から支える筋力バランスを守る

腹筋と背筋は、前後から挟み込むようにして上体を支えています。背筋と同様に腹筋も活性しなければ、体幹にアンバランスが生じて、姿勢の維持もままなりません。

「シットアップ」は腰を痛める！

腰椎が
動き過ぎることで
腰に大きな負担が
かかる

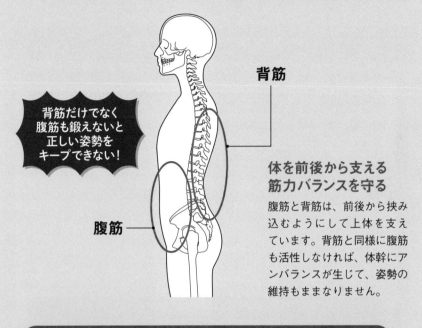

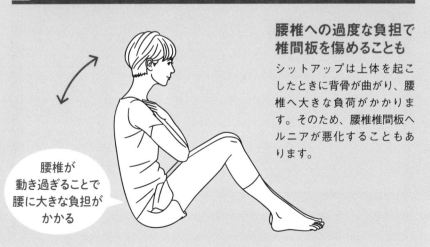

腰椎への過度な負担で椎間板を傷めることも

シットアップは上体を起こしたときに背骨が曲がり、腰椎へ大きな負荷がかかります。そのため、腰椎椎間板ヘルニアが悪化することもあります。

自宅で実践！ 腰痛ケアのやり方

P.74 からは、自宅でできる「腰痛ケア」を紹介します。まずは症状に合わせたストレッチを行い、痛みが和らいだら体幹強化のエクササイズを実践してください。

腰痛ケアを行う際の注意

- セルフケアのストレッチは、①〜④の順番で４つを１セットとして行ってください。

前に倒すと痛い腰痛に効くセルフケア

腰に手をあてて、上半身を前に倒した際に痛みが出るタイプ向け。

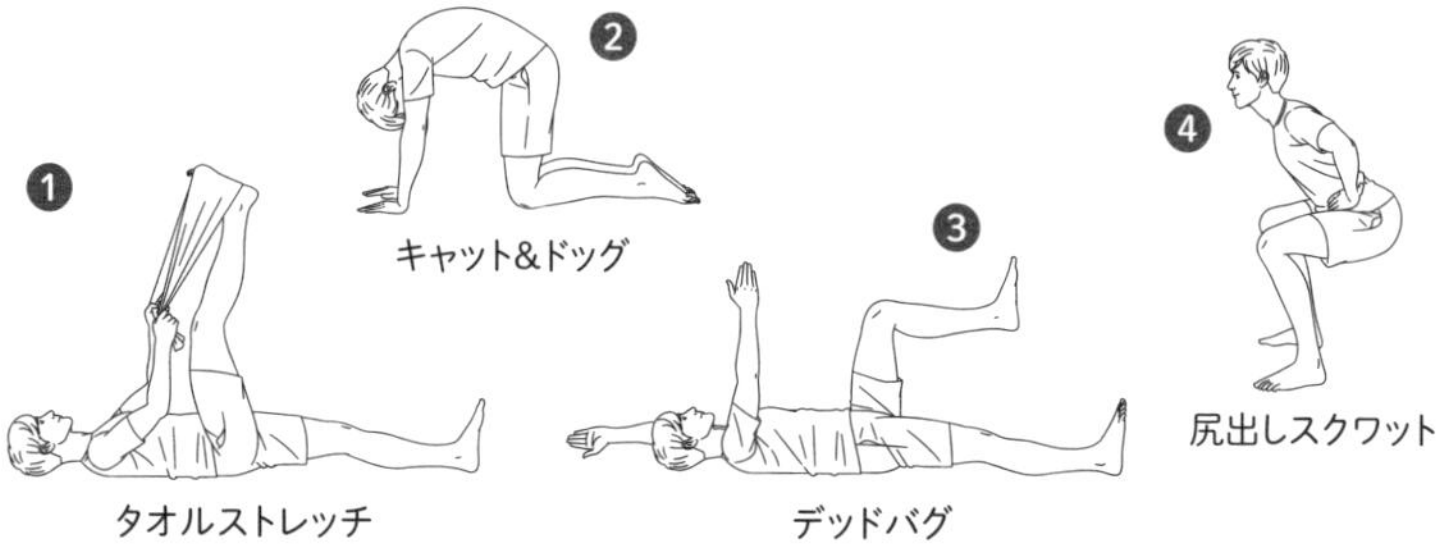
❶
タオルストレッチ
❷
キャット&ドッグ
❸
デッドバグ
❹
尻出しスクワット

後ろに反らすと痛い腰痛に効くセルフケア

腰に手をあてて、上半身を後ろに反らした際に痛みが出るタイプ向け。

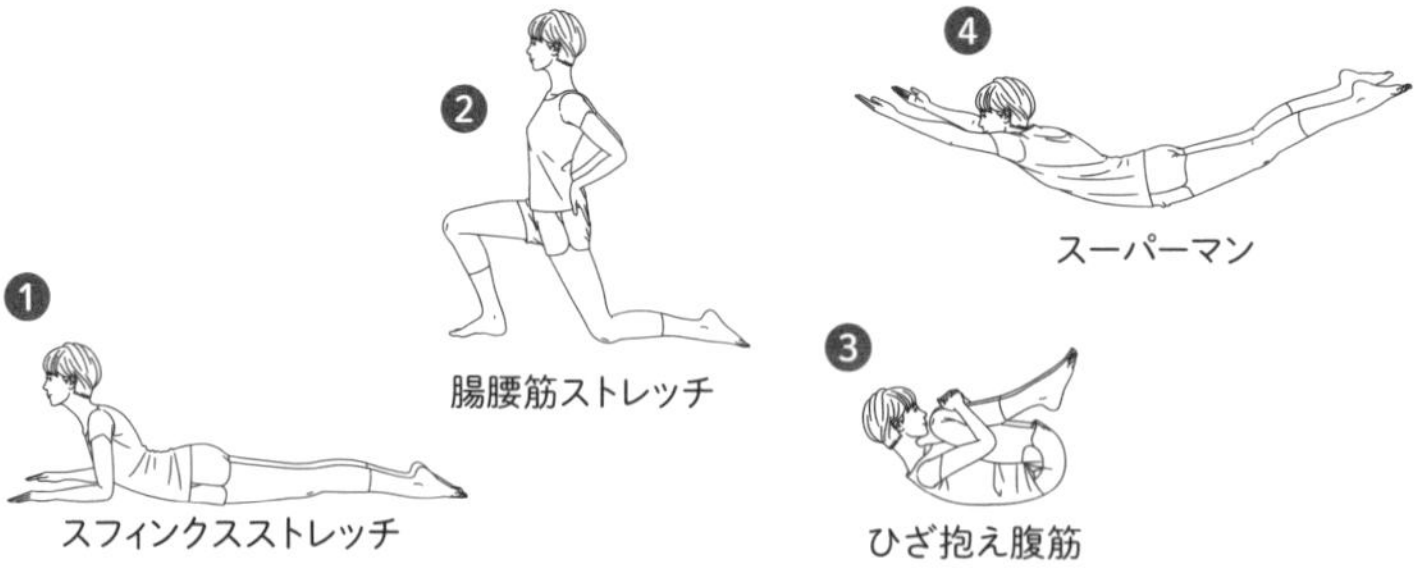
❶
スフィンクスストレッチ
❷
腸腰筋ストレッチ
❸
ひざ抱え腹筋
❹
スーパーマン

※それぞれのセルフケアで体を動かすのがつらいときは、❶と❷のみを実践し、痛みが緩和したら❸❹を追加してください。

- 痛みが強いときは行わず、痛みが出ない範囲で無理せず実践してください。
- 痛みが出たときは中止し、２〜３日しても痛みが引かない場合は医療機関へ。

腰痛ケアの組み合わせ例

前に倒すのも後ろに倒すのも痛い場合

前後どちらにも痛みがある人は、「前に倒すと痛い腰痛に効くセルフケア」と「後ろに反らすと痛い腰痛に効くセルフケア」を組み合わせましょう。

＼前に倒すと痛い腰痛に効く！／

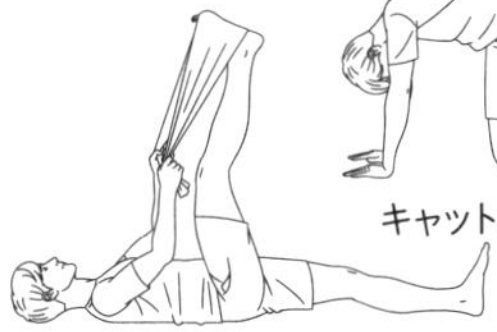

タオルストレッチ

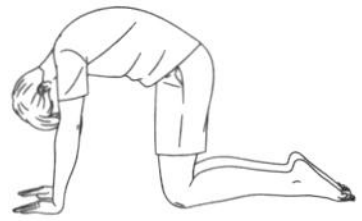

キャット&ドッグ

＋

＼後ろに反らすと痛い腰痛に効く！／

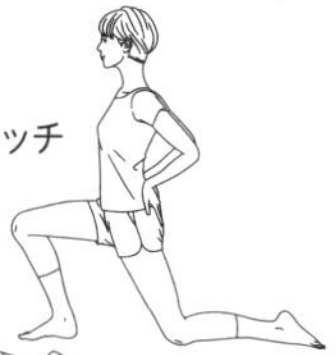

腸腰筋ストレッチ

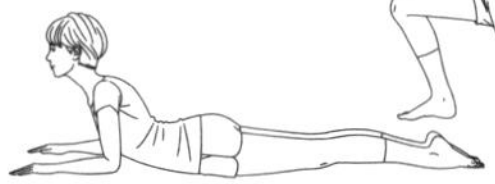

スフィンクスストレッチ

腰痛が和らぎ少しだけレベルアップしたいとき

セルフケアを実践して痛みが改善したら行う。鍛えたい部位のエクササイズを選んだり、たくさん鍛えたい人は複数のエクササイズを選んでもOK。

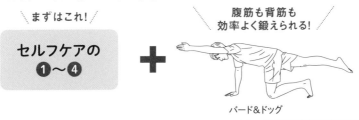

＼まずはこれ！／

セルフケアの
❶〜❹

＋

＼腹筋も背筋も
効率よく鍛えられる！／

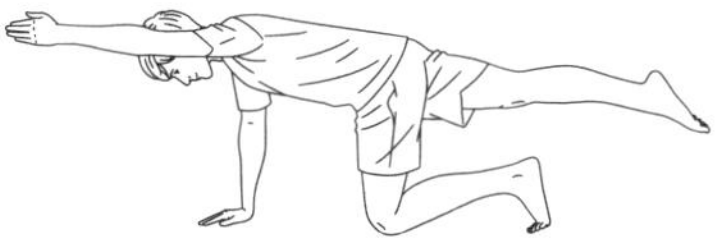

バード&ドッグ

体幹をしっかり鍛えたいとき

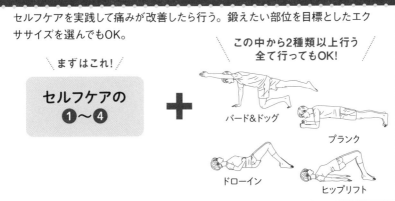

セルフケアを実践して痛みが改善したら行う。鍛えたい部位を目標としたエクササイズを選んでもOK。

＼まずはこれ！／

セルフケアの
❶〜❹

＋

＼この中から2種類以上行う
全て行ってもOK！／

バード&ドッグ

プランク

ドローイン

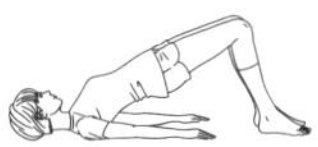

ヒップリフト

前に倒すと痛い腰痛に効く

セルフケア❶

タオルストレッチ

お尻の筋肉や太ももの裏の筋肉（ハムストリングス）がかたいと
背骨に負荷がかかるため、ストレッチで柔軟性を高めることが大切です。
タオルを使うことでテコの原理が働き、体がかたい人でも楽に伸ばせます。

左右各 3回 1セット

1

**仰向けに寝て、
片方の足の裏にタオルを
引っかける。**

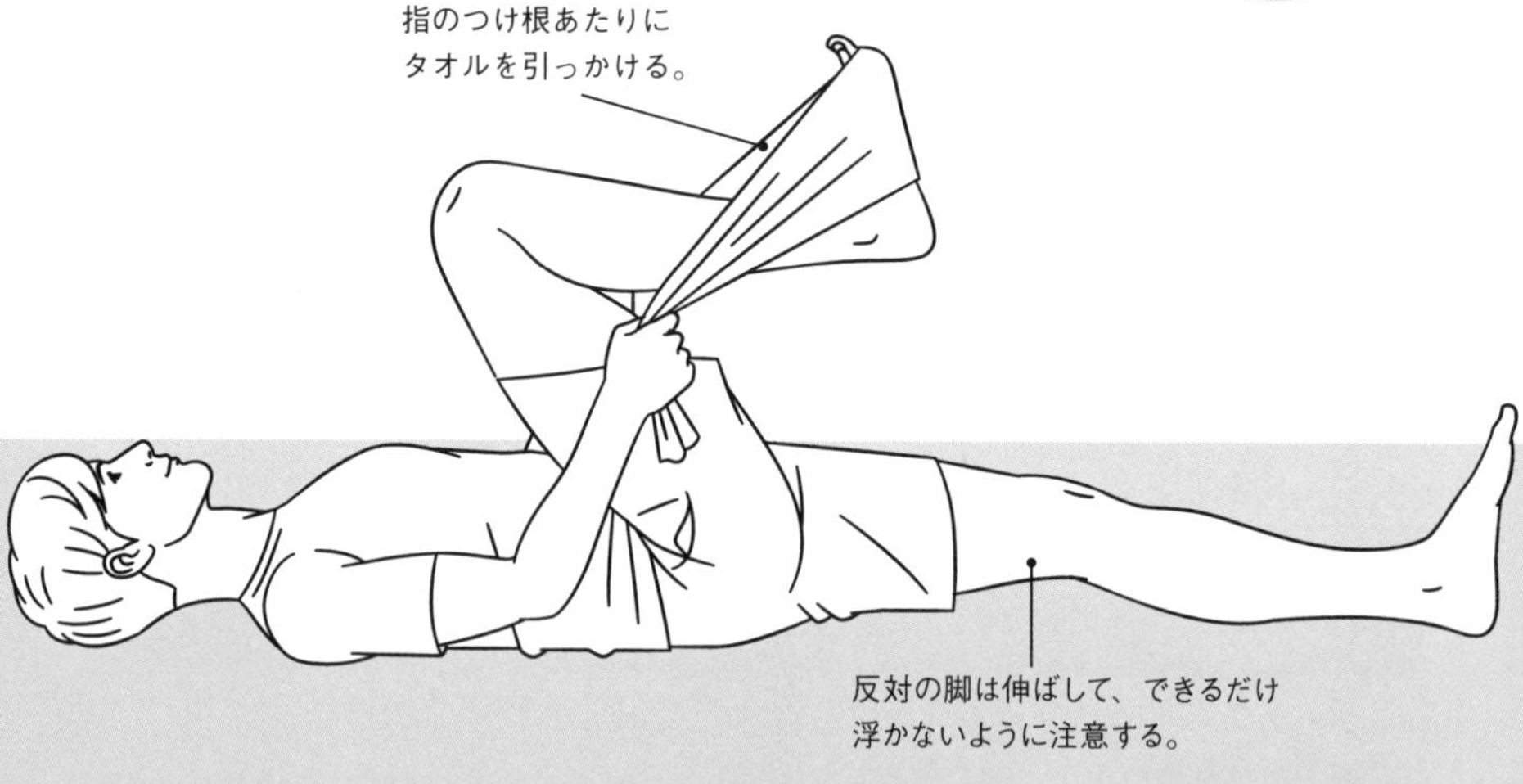
指のつけ根あたりに
タオルを引っかける。
反対の脚は伸ばして、できるだけ
浮かないように注意する。

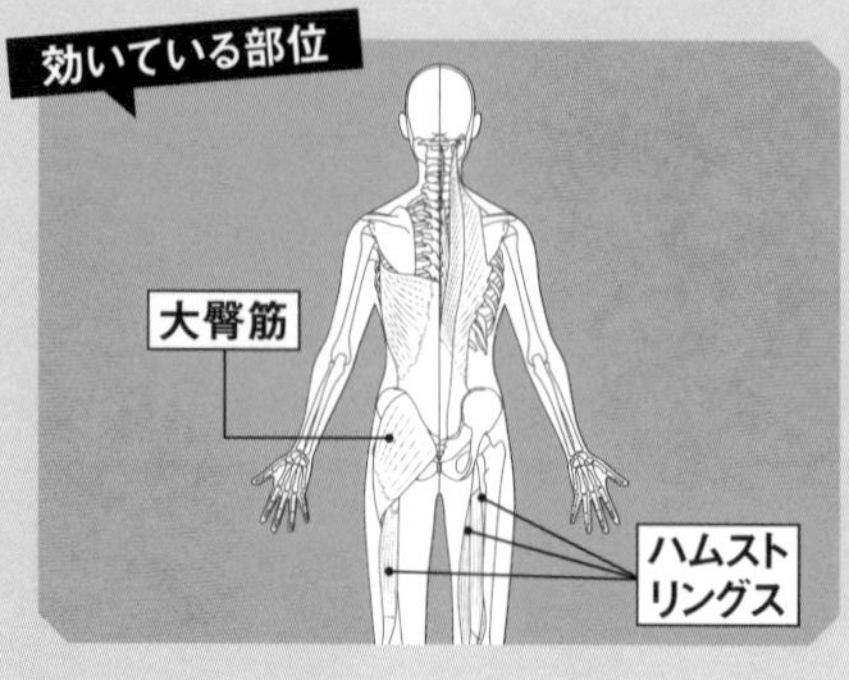
効いている部位
大臀筋
ハムストリングス

POINT

タオルを引っ張った状態で
ひざがまっすぐに伸ばせるようになれば、
ハムストリングスが柔らかくなっている兆候です。
このストレッチを続けることで、前かがみの姿勢が楽になります。

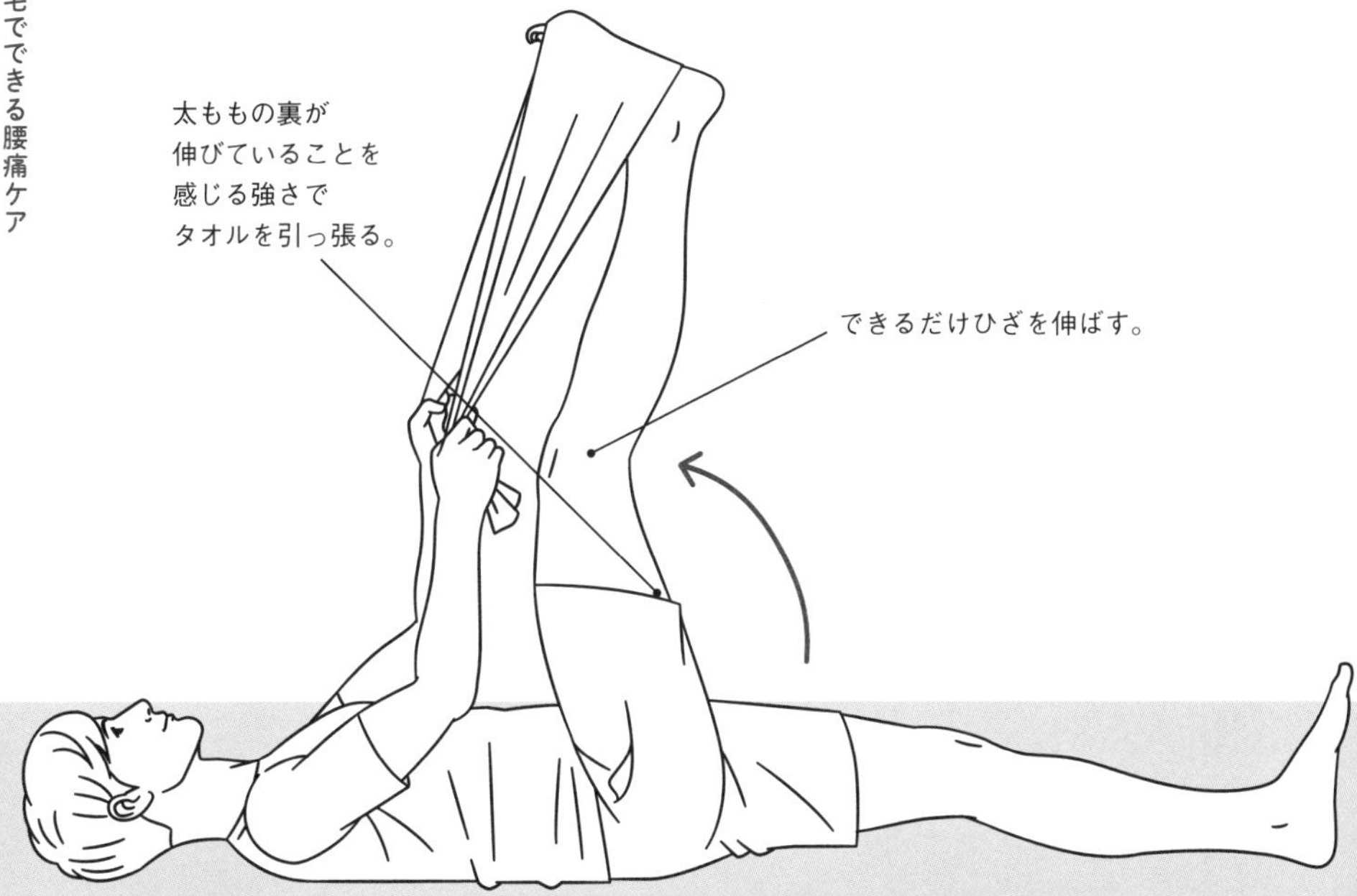
太ももの裏が
伸びていることを
感じる強さで
タオルを引っ張る。
できるだけひざを伸ばす。

2

タオルを引っ張りながら、ゆっくりひざを伸ばす。
太ももの裏が伸びたら呼吸を止めずに10秒キープ。
反対側も同様に行う。これを3回繰り返す。

CHECK

最初は無理をせず、少しひざを曲げて行いましょう。
慣れてきたらひざを完全に伸ばして股関節が直角になるくらいまで
脚を上げると、効果がアップします。

前に倒すと痛い腰痛に効く

セルフケア❷

キャット＆ドッグ

猫や犬がとるようなポーズで、胸から骨盤にかけてストレッチし、ガチガチになっている背中全体の筋肉の柔軟性をアップします。また、お腹に力を入れることで体幹のトレーニングにもなります。

1

手は肩の下、
ひざは腰の下にくるように、
四つん這いになる。

10回
1セット

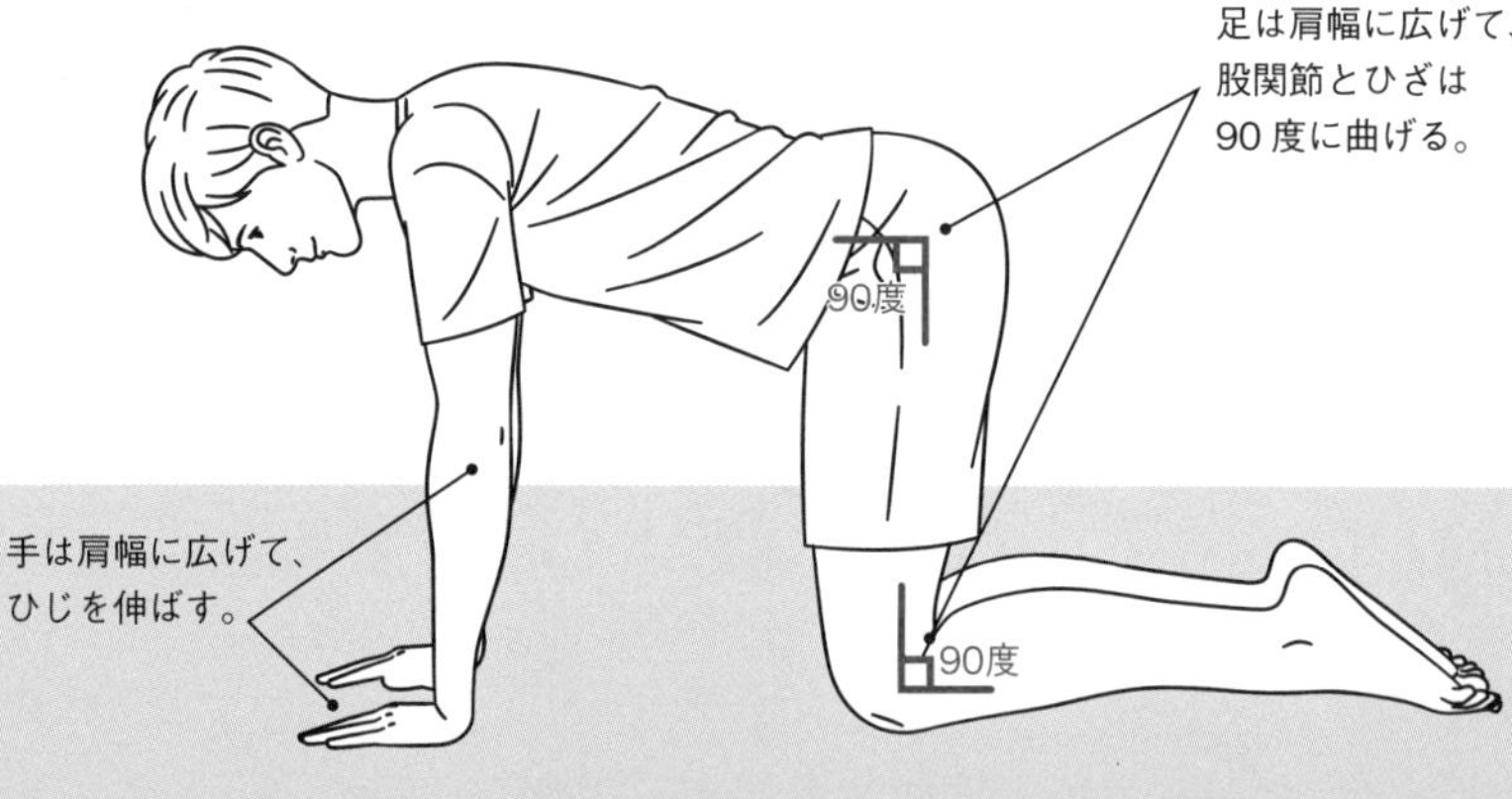
足は肩幅に広げて、
股関節とひざは
90度に曲げる。
90度
90度
手は肩幅に広げて、
ひじを伸ばす。

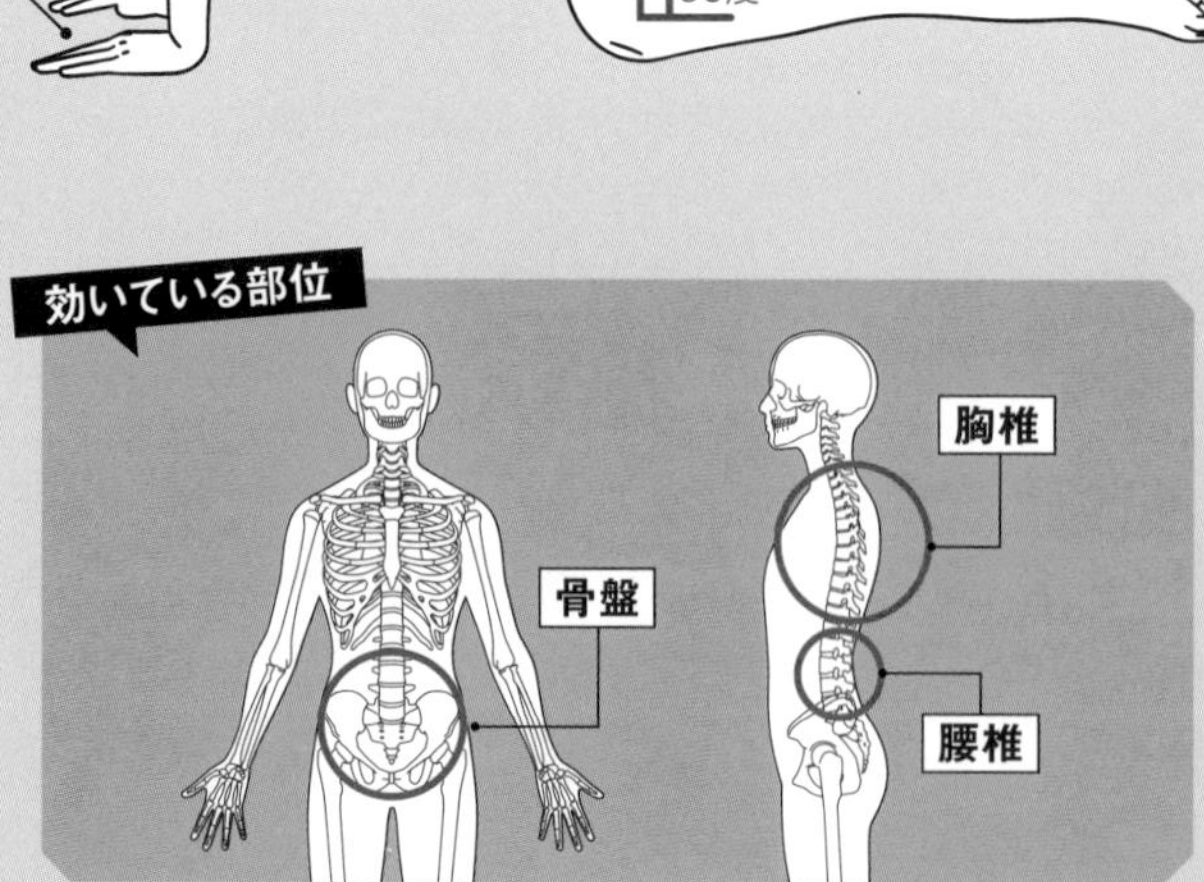
効いている部位
胸椎
骨盤
腰椎

POINT

胸と背中をバランスよく動かすことで筋肉がほぐれると、
体が柔らかくなった感じがしてくると思います。
腰への痛みが軽減されるだけではなく、体幹を同時に
鍛えることで、猫背などの悪い姿勢も改善できます。

2 息を吐きながら、手のひらで床を押すようにしてゆっくり背中を丸める。

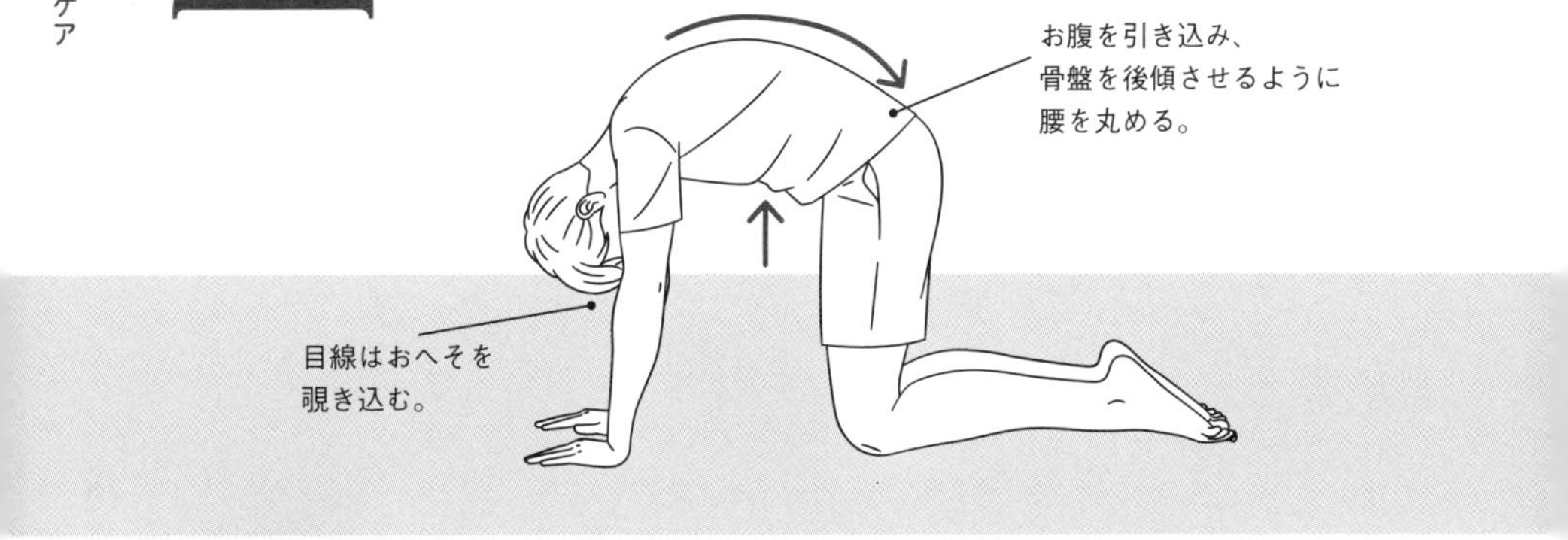
お腹を引き込み、
骨盤を後傾させるように
腰を丸める。
目線はおへそを
覗き込む。

3 息を吸いながらゆっくり肩甲骨を内側に寄せるようにして背中を反らす。1〜3の動きを10回繰り返す。

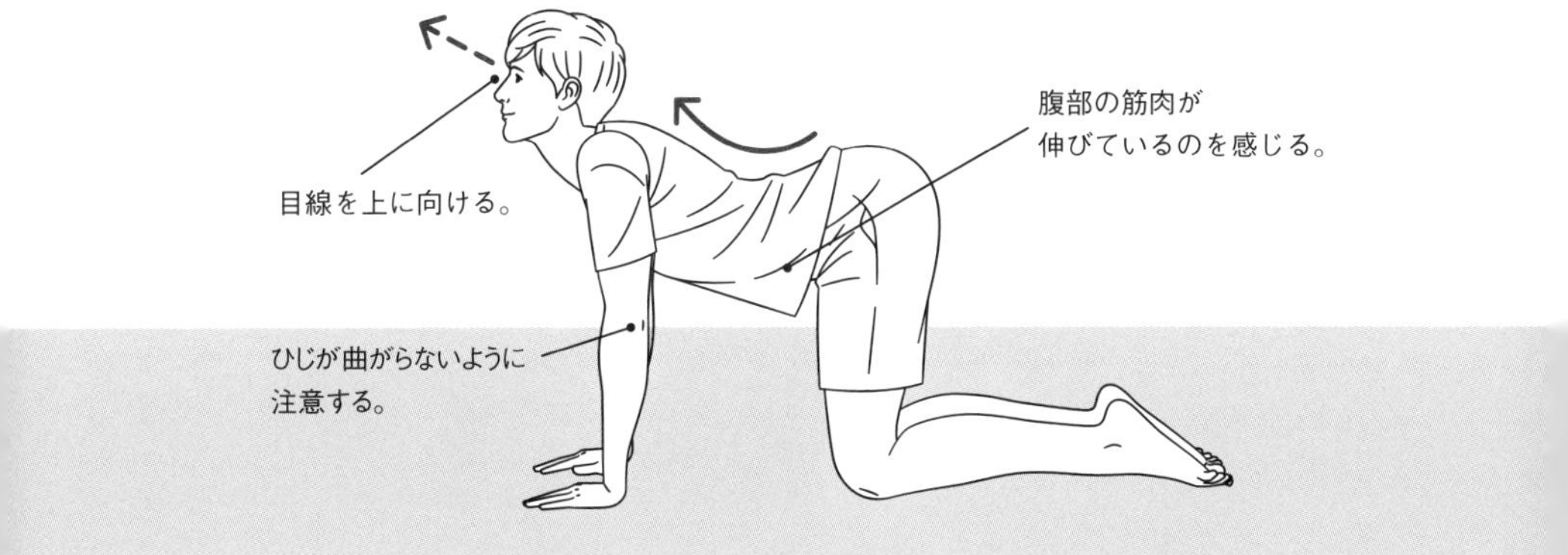
腹部の筋肉が
伸びているのを感じる。
目線を上に向ける。
ひじが曲がらないように
注意する。

前に倒すと痛い腰痛に効く

セルフケア③

デッドバグ

仰向けになった状態で手脚を大きく動かすことで、
腰に負担をかけずに腹筋や背筋を鍛えられるトレーニング。
簡単な動きながら、お尻の筋肉にもしっかりとアプローチできます。

1

仰向けになり、手は「前へならえ」をするように上に伸ばし、脚は股関節とひざが90度に曲がるように上げる。

左右各 20回 1セット

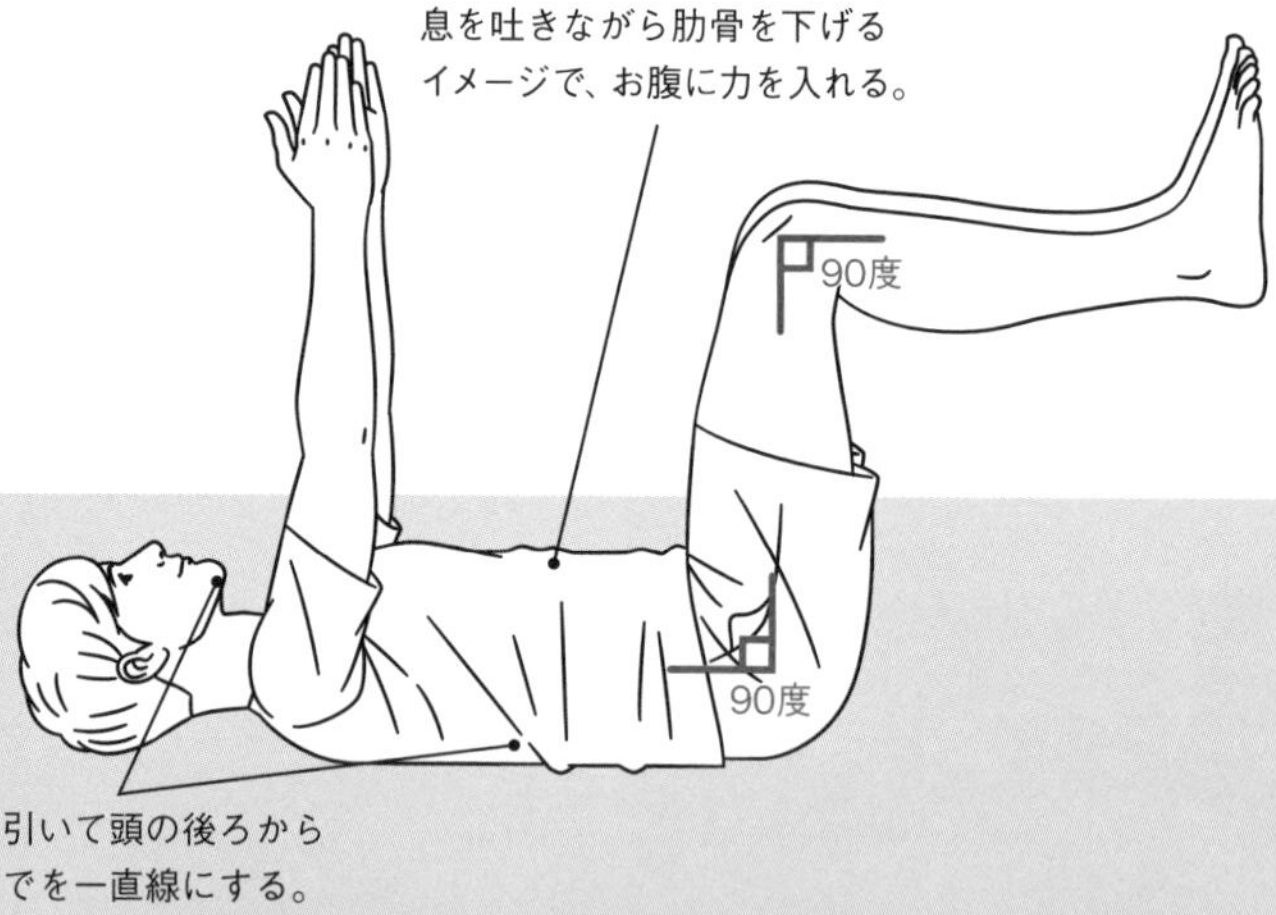

息を吐きながら肋骨を下げる
イメージで、お腹に力を入れる。
90度
90度
あごを引いて頭の後ろから
お尻までを一直線にする。

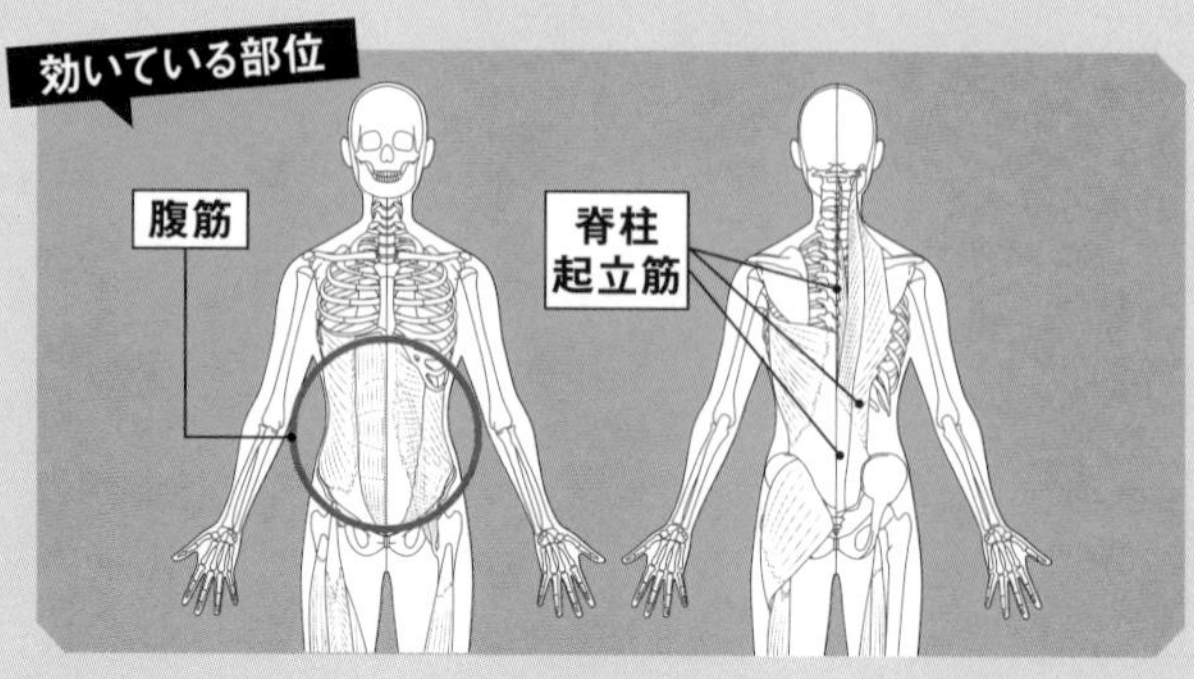

効いている部位
腹筋
脊柱
起立筋

POINT

腹筋（腹直筋、内腹斜筋、外腹斜筋、腹横筋）と
脊柱起立筋を鍛えることで、体幹の安定性がアップします。
続けていくうちに、よろけにくくなった、
まっすぐ立つのが楽になったなどの実感を得られます。

2

右手と左脚はキープしたまま、左手を下ろしながら右脚をゆっくり伸ばし、床につけずに戻す。反対側も同様に行う。これを20回繰り返す。

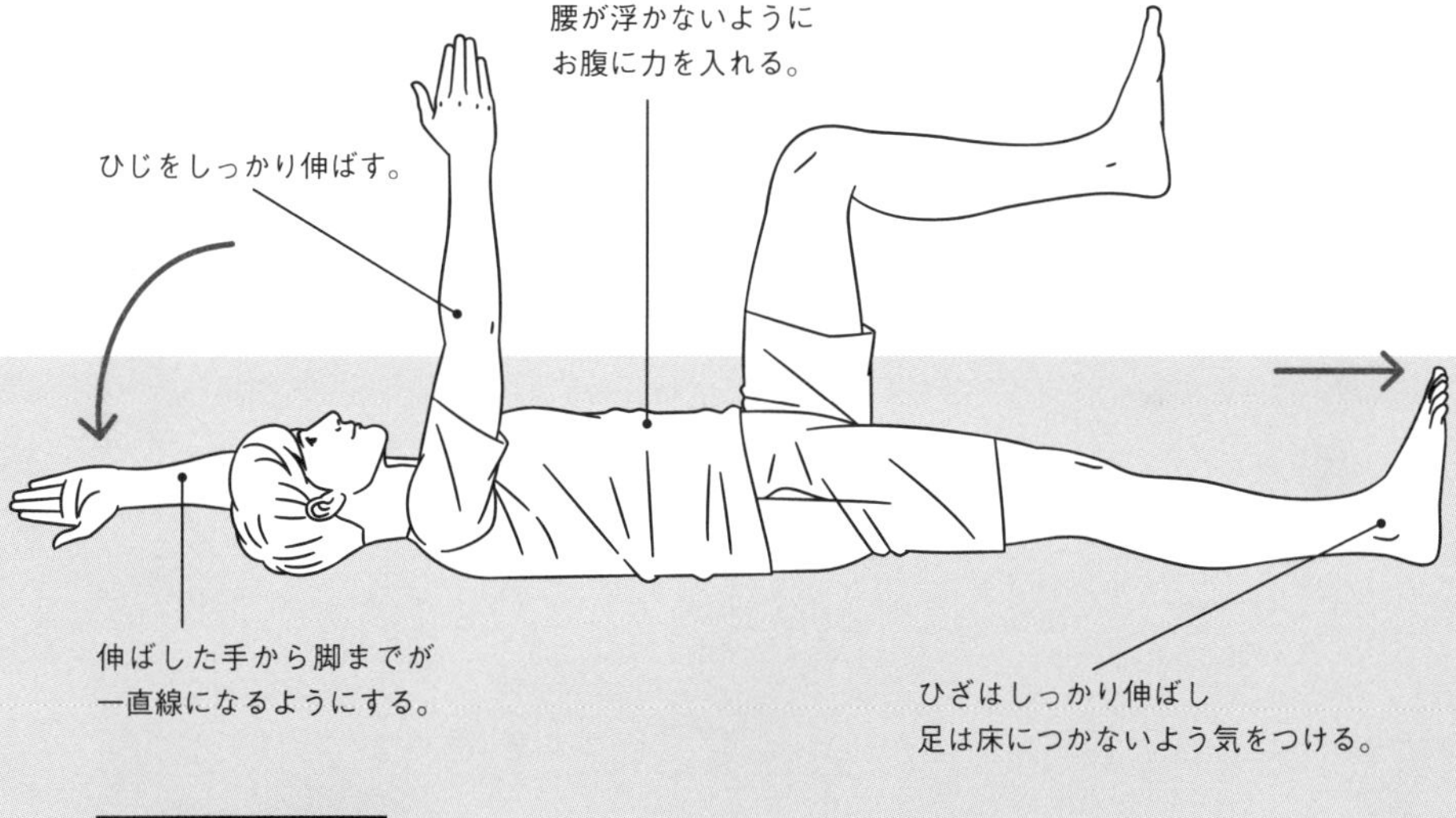
腰が浮かないように
お腹に力を入れる。
ひじをしっかり伸ばす。
伸ばした手から脚までが
一直線になるようにする。
ひざはしっかり伸ばし
足は床につかないよう気をつける。

CHECK

慣れてきたら2セット行うと、より強化できます。
腰が反ってしまう、手と脚を同時に動かすのが難しい場合は、
手を動かした後、脚を動かすというように、バラバラに行ってもOK。
2の動きでは手脚を伸ばすときに息を吐き、
戻すときに息を吸うことを意識すると効果がアップします。

前に倒すと痛い腰痛に効く

セルフケア④

尻出しスクワット

姿勢を保つために必要な筋肉を鍛えることができる上に、
重いものを持ち上げるときに、ぎっくり腰を防ぐような基本姿勢の習得もできます。慣れてきたら、少しずつセット数を増やしていきましょう。

1 背すじを伸ばして立ち、足を肩幅に広げ、骨盤に手をあてる。

10回
1セット

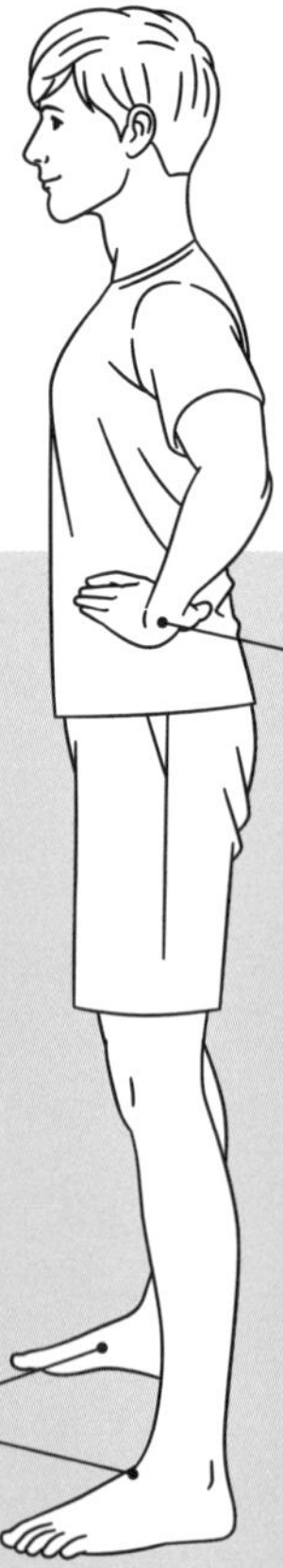
「気をつけ」の姿勢で、骨盤に手をあてる。
足は肩幅に開く。

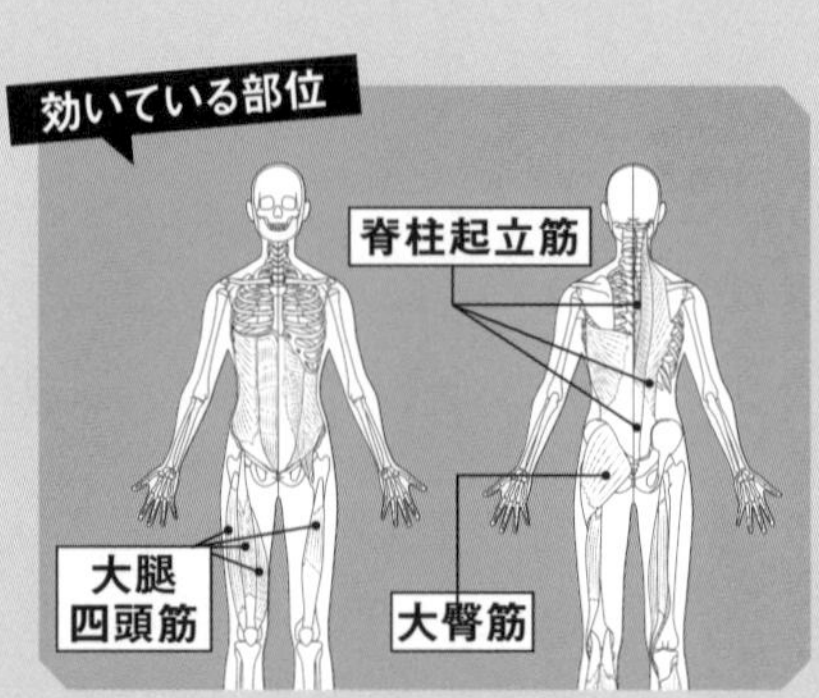
効いている部位
脊柱起立筋
大腿四頭筋
大臀筋

POINT

この動き（姿勢）は、しゃがむ動作や重い荷物を
持つときにも意識して行ってください。
また、スクワット中は猫背にならないように意識することで、
猫背姿勢の改善にも繋がります。

2 猫背にならないよう胸を張り、股関節を折り曲げる意識でお尻を後方に引く。1と2の動きを10回繰り返す。

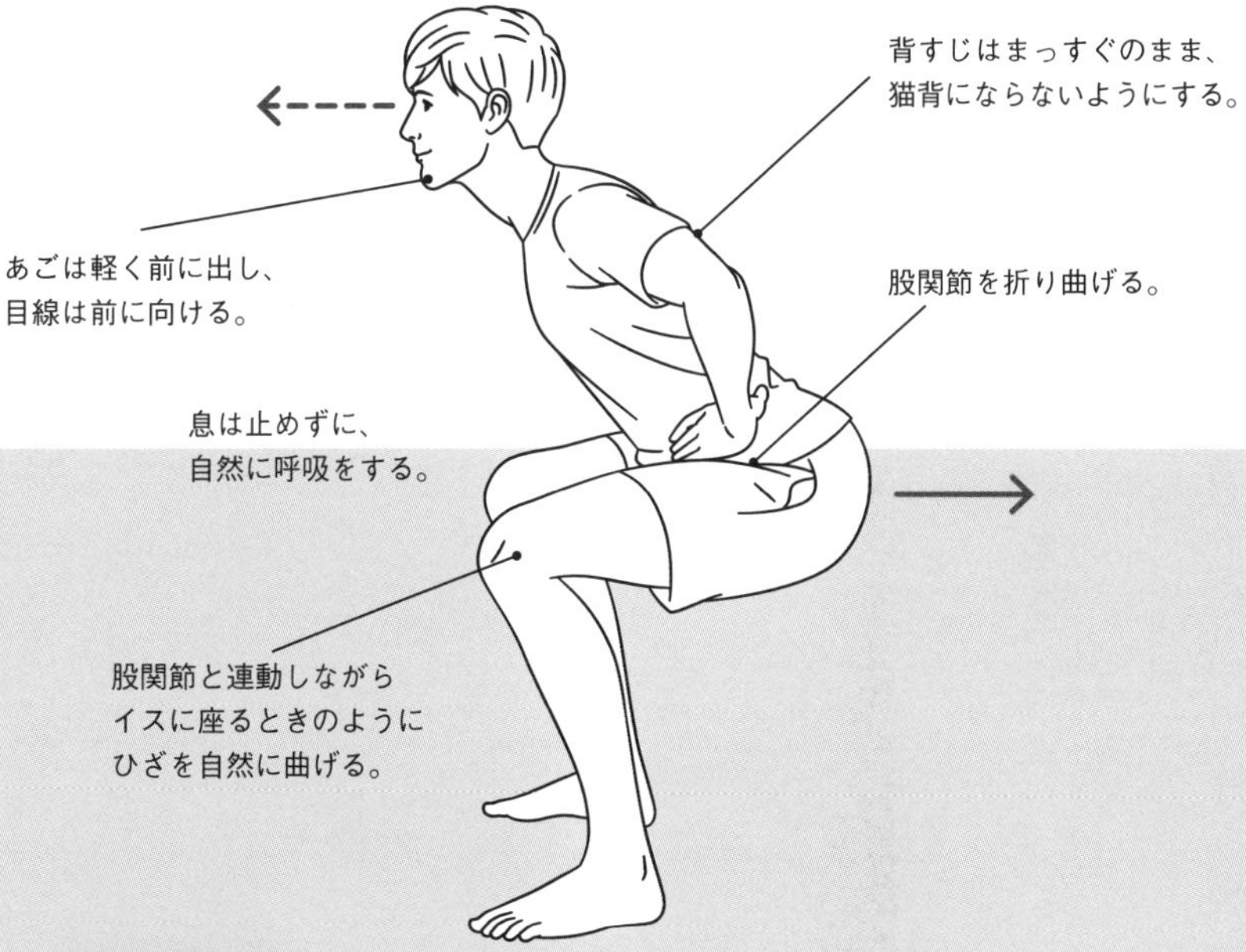
背すじはまっすぐのまま、
猫背にならないようにする。
あごは軽く前に出し、
目線は前に向ける。
股関節を折り曲げる。
息は止めずに、
自然に呼吸をする。
股関節と連動しながら
イスに座るときのように
ひざを自然に曲げる。

CHECK

慣れないときや腰の痛みがつらいときは、
机やイスにつかまって行いましょう。
その場合も基本のフォームは崩さないように注意してください。
慣れてきたら、3セットを目標に回数を増やしていきましょう。

後ろに反らすと痛い腰痛に効く

セルフケア❶

スフィンクスストレッチ

両腕と両ひじで上体を支えながら、胸(胸椎)から腰(腰椎)をゆっくり伸ばし、
エジプトのスフィンクスのように上体を反らすポーズ。
背骨を１つ１つ意識しながら徐々に動かすのがポイントです。

1

うつ伏せになる。手は手のひらを下に向けて顔の横に置き、足は甲を床につけて伸ばす。

2回 1セット

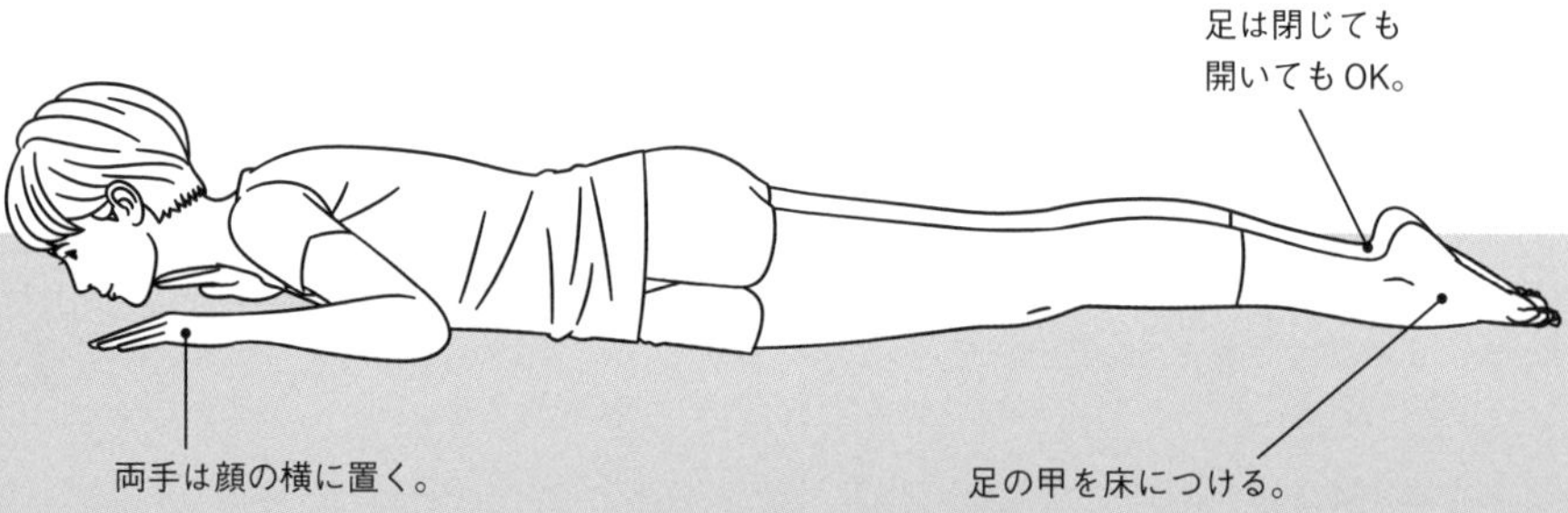

足は閉じても開いてもOK。
両手は顔の横に置く。
足の甲を床につける。

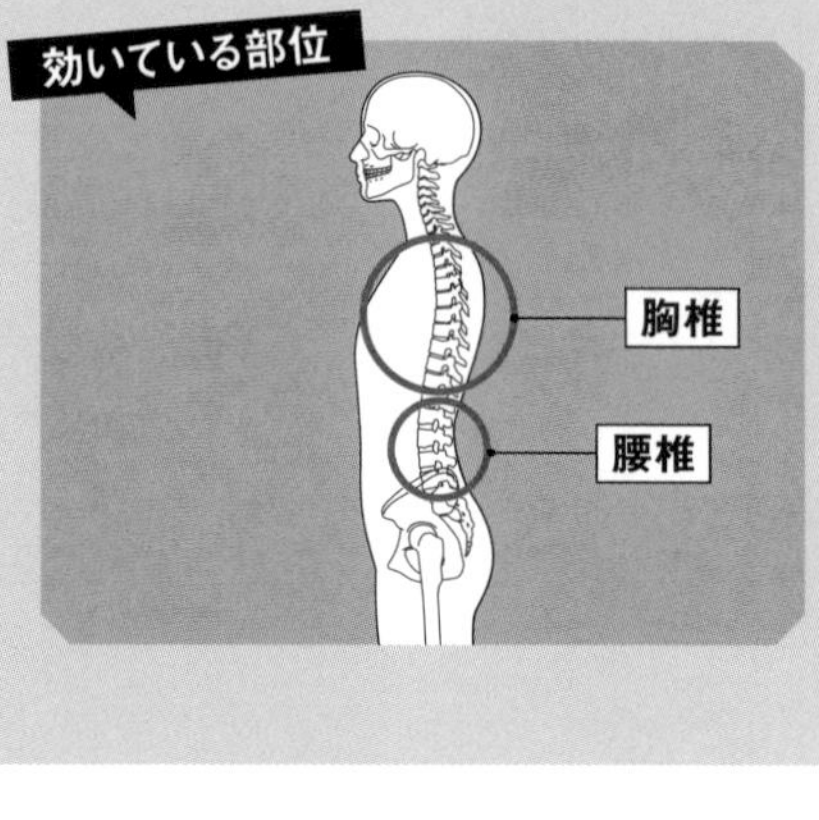

効いている部位
胸椎
腰椎

POINT

簡単な動きなので、丁寧に行うことが大切です。
首から腰にかけての筋肉の動きをスムーズにし、柔軟性を高めます。
また、腹筋を伸ばすことでお腹まわりの筋肉もほぐれるので、
体を反らすのが楽になるでしょう。

2

腕とひじで体を支えながら
ゆっくり上体を起こし、胸を反らす。
顔と目線は正面へ向け、
呼吸は止めずに10秒キープ。
1の姿勢に戻り、もう1回繰り返す。

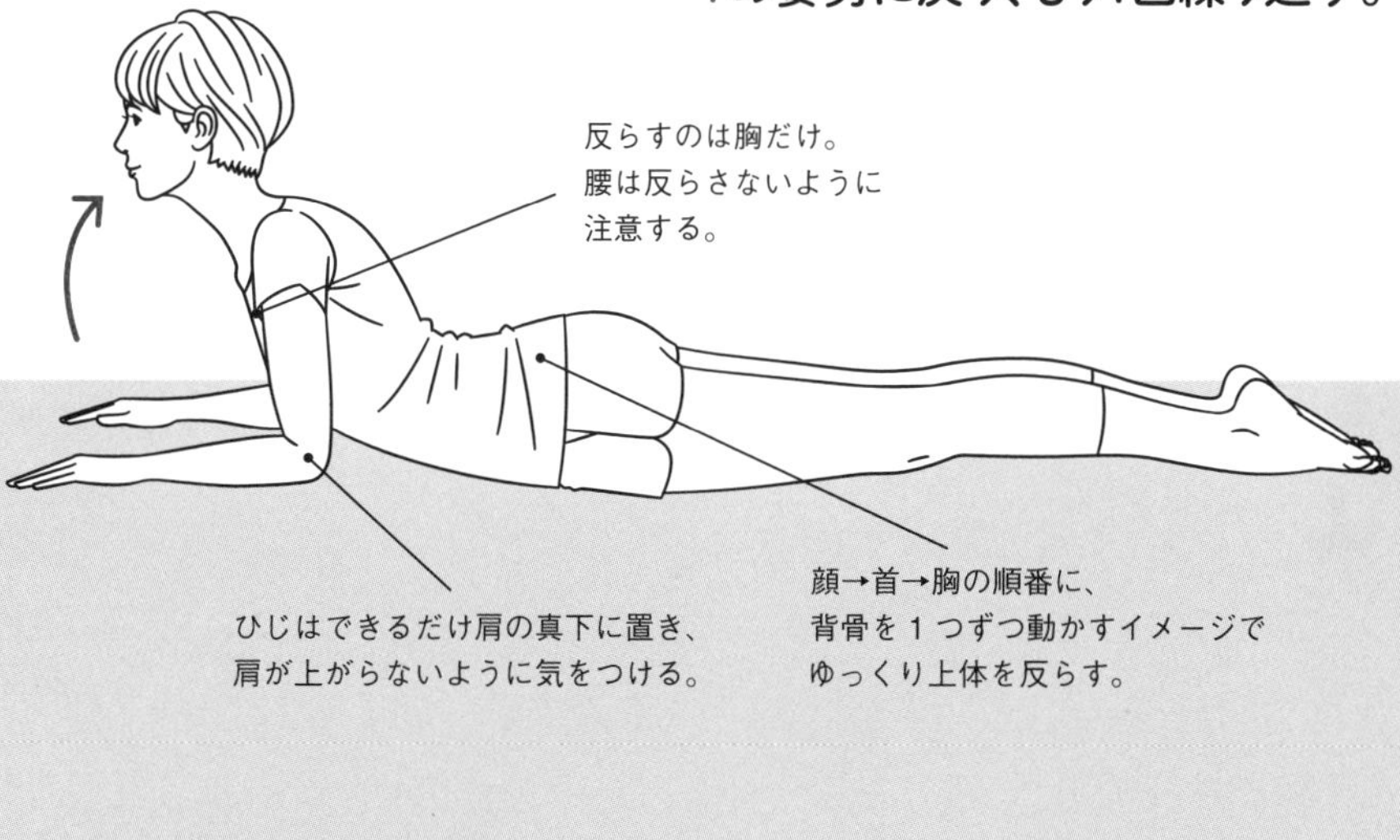

反らすのは胸だけ。
腰は反らさないように
注意する。

ひじはできるだけ肩の真下に置き、
肩が上がらないように気をつける。

顔→首→胸の順番に、
背骨を 1 つずつ動かすイメージで
ゆっくり上体を反らす。

CHECK

反らすのは胸まで。
腰を無理に反らしてしまうと、
かえって痛みが悪化してしまいます。
痛みが強くなったらすぐに中断してください。

後ろに反らすと痛い腰痛に効く

セルフケア❷

腸腰筋ストレッチ

上半身と下半身を繋ぐ体幹のインナーマッスルを「腸腰筋」といいます。
体幹を安定させる重要な筋肉で、かたくなると腰痛発症の原因に。
ストレッチで常に柔軟性を保つことが大切です。

1

背すじを伸ばし、左ひざを床について片ひざ立ちになる。右ひざは少し外側に開く。

左右 各2回 1セット

両手は腰を
支えるようなイメージで、
腰からお尻にあてる。

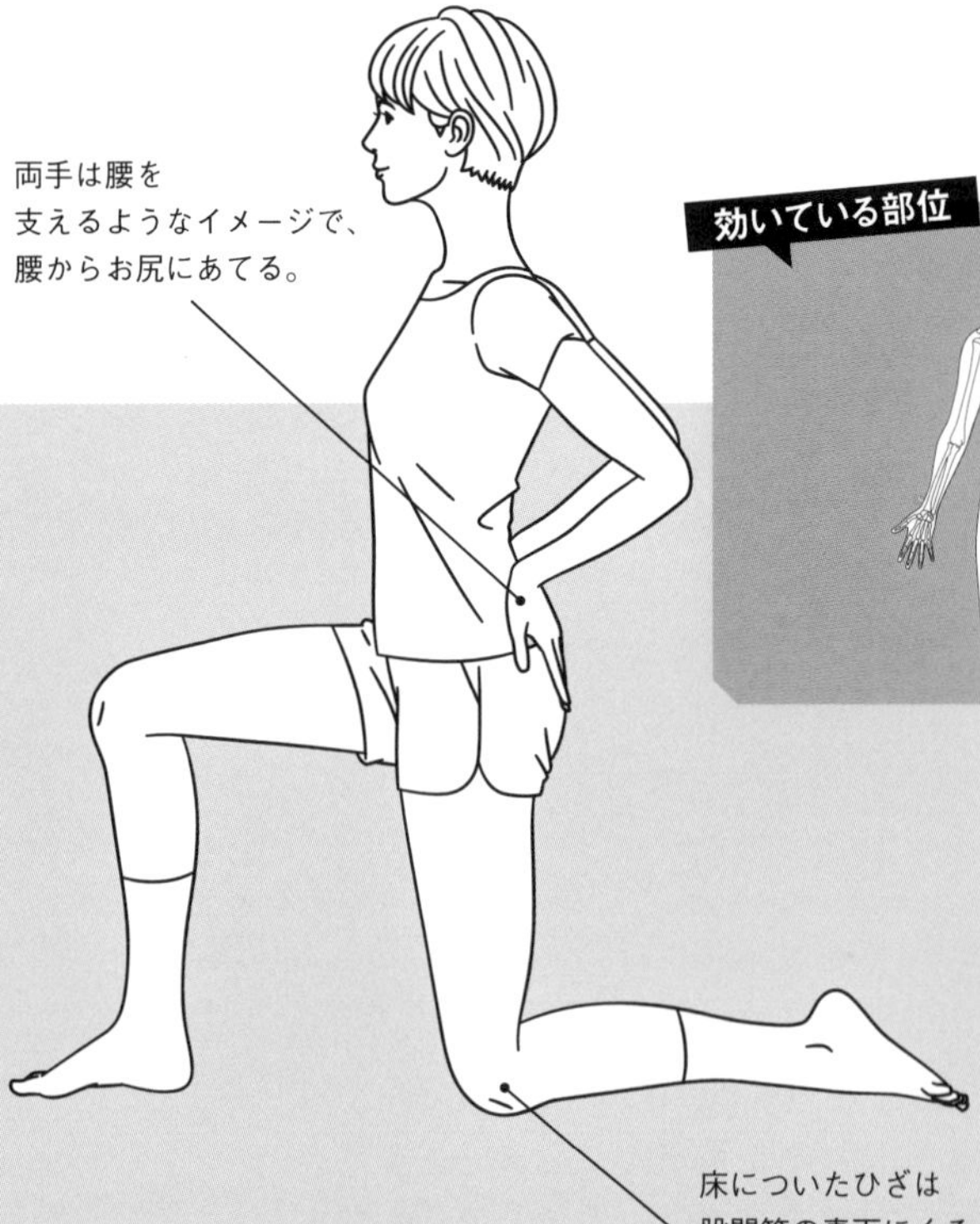

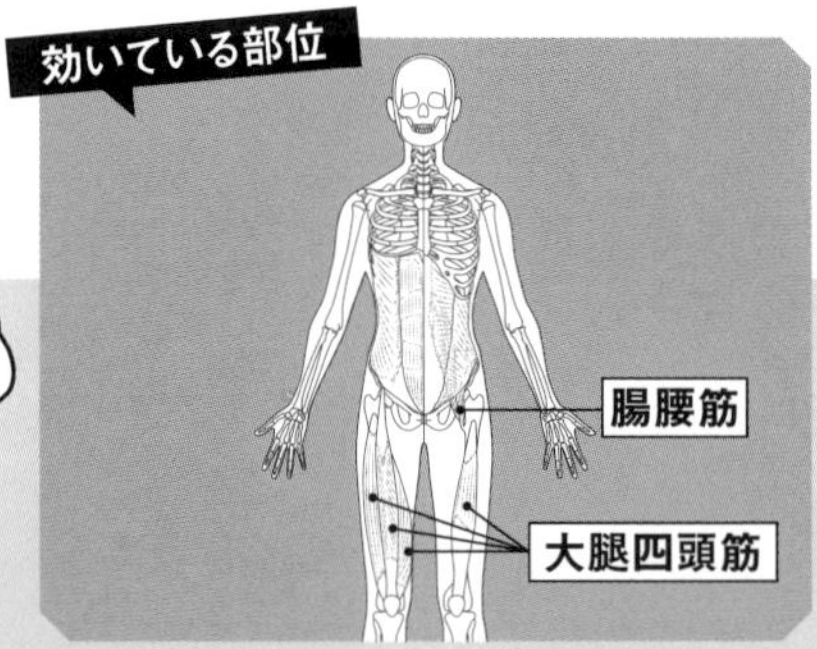

床についたひざは
股関節の真下にくるように
調整する。

POINT

このストレッチは反り腰にも有効です。
こりかたまった腸腰筋がほぐれて正常な状態に戻ると、
腰やひざの痛みが軽減します。
股関節の動きも滑らかになるので歩きやすさも感じるでしょう。

2

お尻を押し出すように前方へ重心を移動する。
股関節と太ももの前側が伸びている状態で
息を吐きながら10秒キープ。
1の姿勢に戻り、もう一度繰り返す。
反対側も同様に行う。

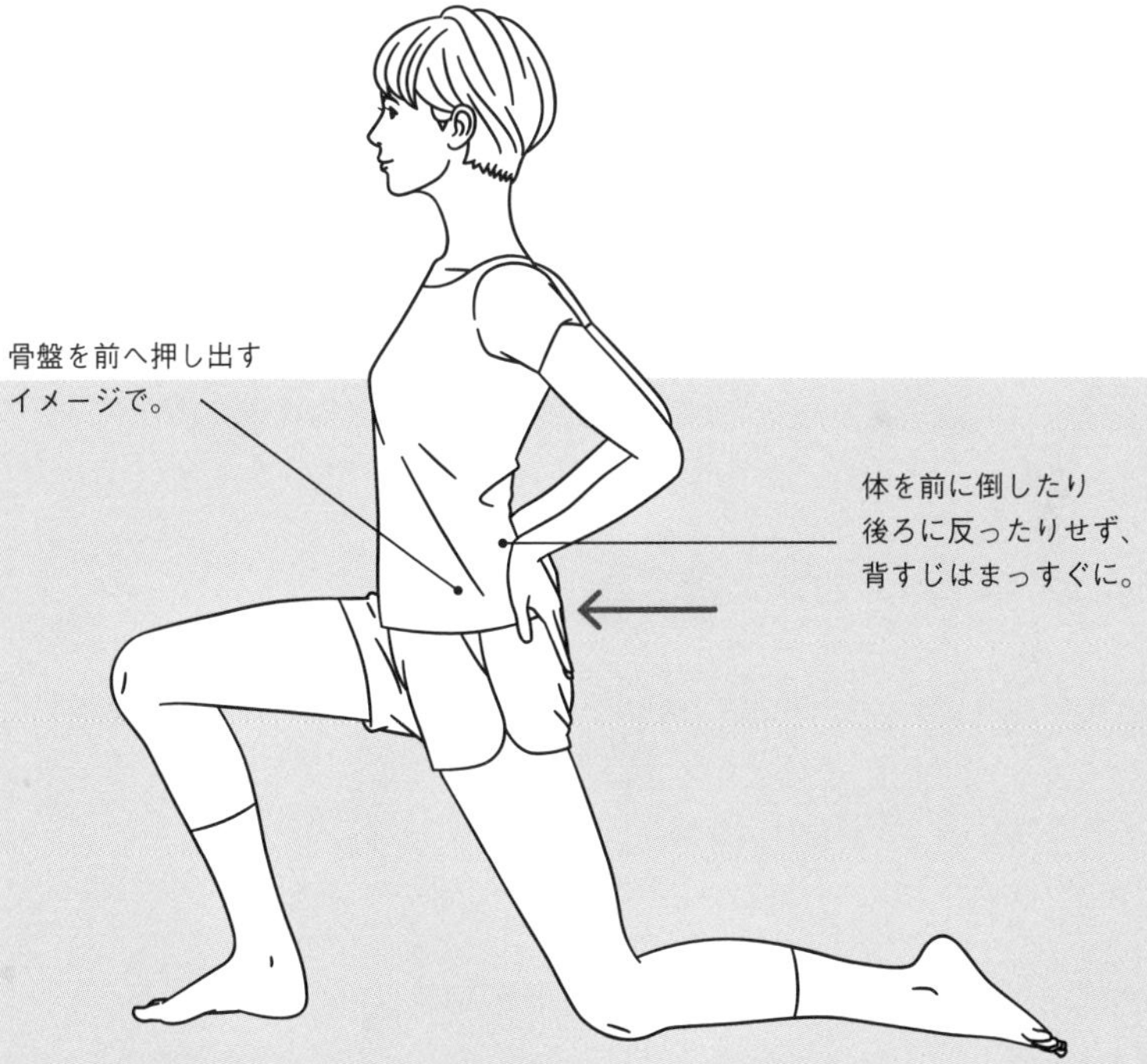
骨盤を前へ押し出す
イメージで。
体を前に倒したり
後ろに反ったりせず、
背すじはまっすぐに。

後ろに反らすと痛い腰痛に効く

セルフケア③

ひざ抱え腹筋

一般的にイメージする腹筋運動は上体を起こすときに腰が大きく動くので、
腰痛を悪化させる可能性があります。
この運動は、ひざを抱えることで腰に負担をかけずに鍛えられるのが特徴です。

1

仰向けになり、
両手で両ひざを抱える。

3回
1セット

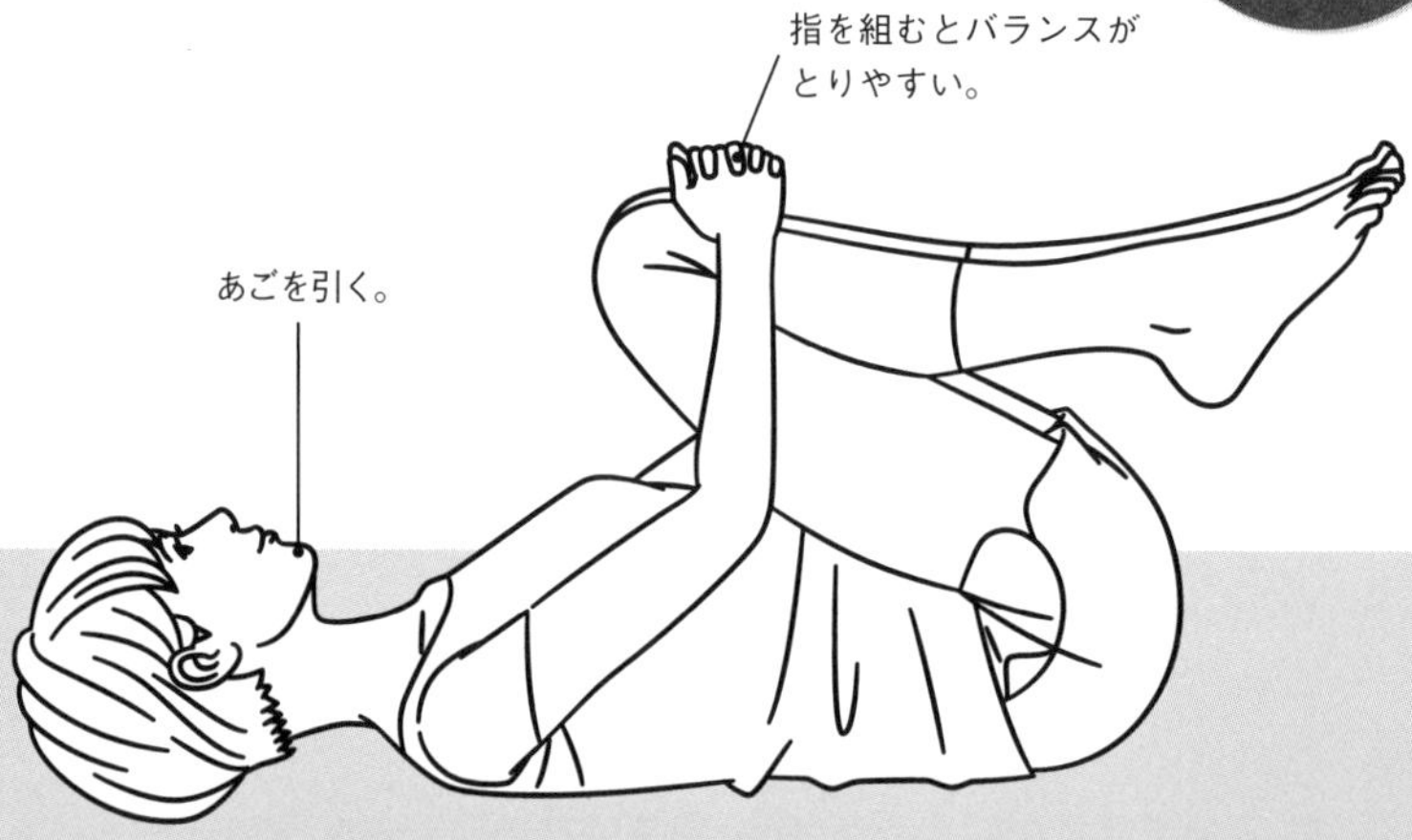
指を組むとバランスが
とりやすい。
あごを引く。

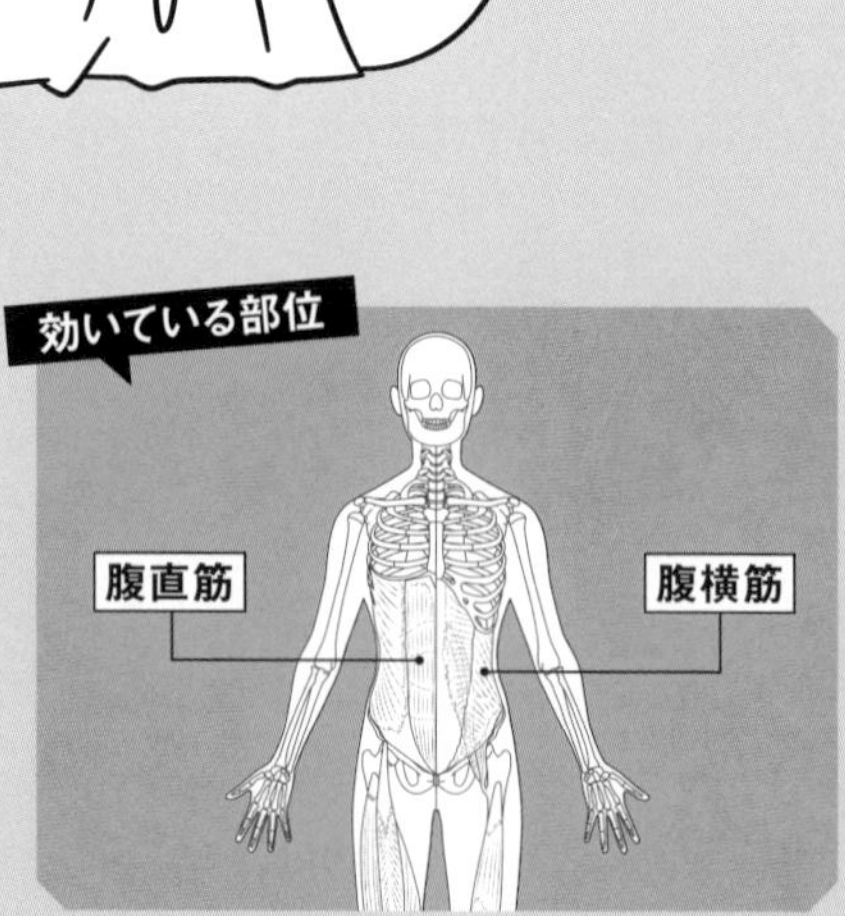
効いている部位
腹直筋
腹横筋

POINT

一見簡単そうに見える動きですが、
腹直筋と腹横筋を同時に鍛えることができます。
腹筋がついてくると起き上がるのが楽になり、
正しい姿勢も自然と保てるようになります。

2

**ゆっくりと息を吐きながら
ひざに頭を近づけ、10秒キープ。
1、2の動きを3回繰り返す。**

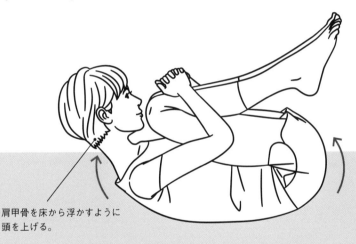

肩甲骨を床から浮かすように
頭を上げる。

後ろに反らすと痛い腰痛に効く

セルフケア④

スーパーマン

腰痛の改善や予防には、腹筋と合わせて背筋を鍛えることも重要です。このトレーニング1つで、体幹部を支えるのに不可欠な広背筋や脊柱起立筋、大臀筋といった筋肉を効率よく鍛えられます。

1

うつ伏せになり、肩幅よりやや広めに両腕、両脚を開いてまっすぐ伸ばす。

3回 1セット

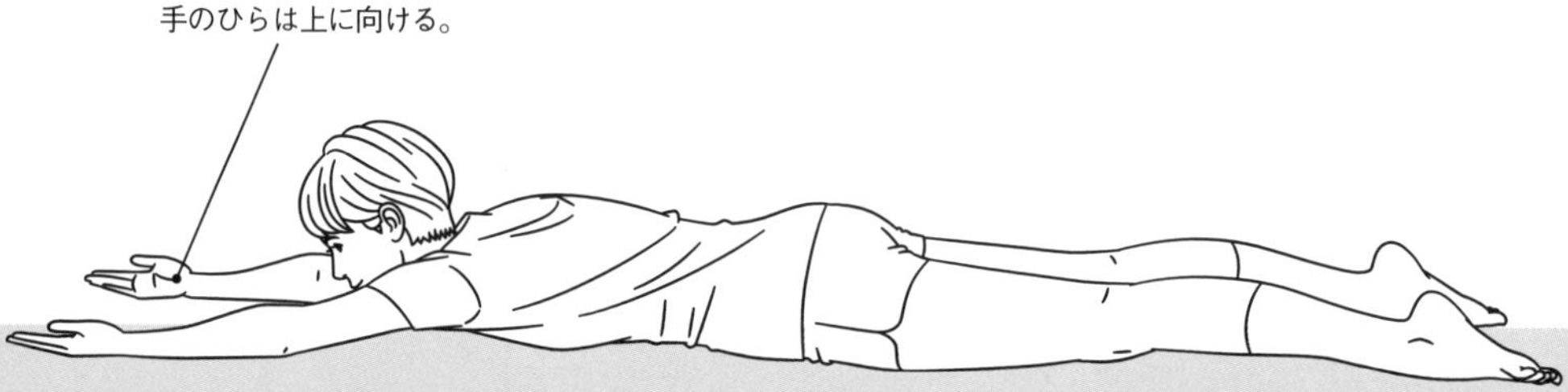

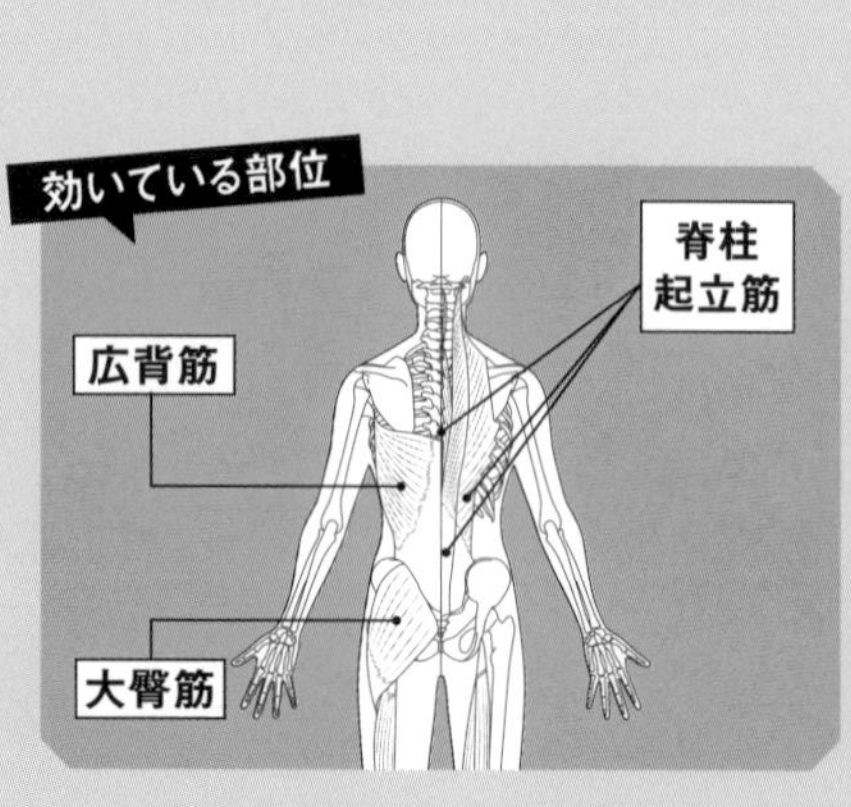

POINT

腰痛の原因が背筋の衰えにある人も少なくありません。
腹筋と背筋をバランスよく整えることで、
楽に腰が反らせるようになり、
反らしたときの腰の痛みも軽減していくでしょう。

2

ゆっくり息を吐きながら
両腕、両脚を床から上げ、5秒キープ。
1、2の動きを3回繰り返す。

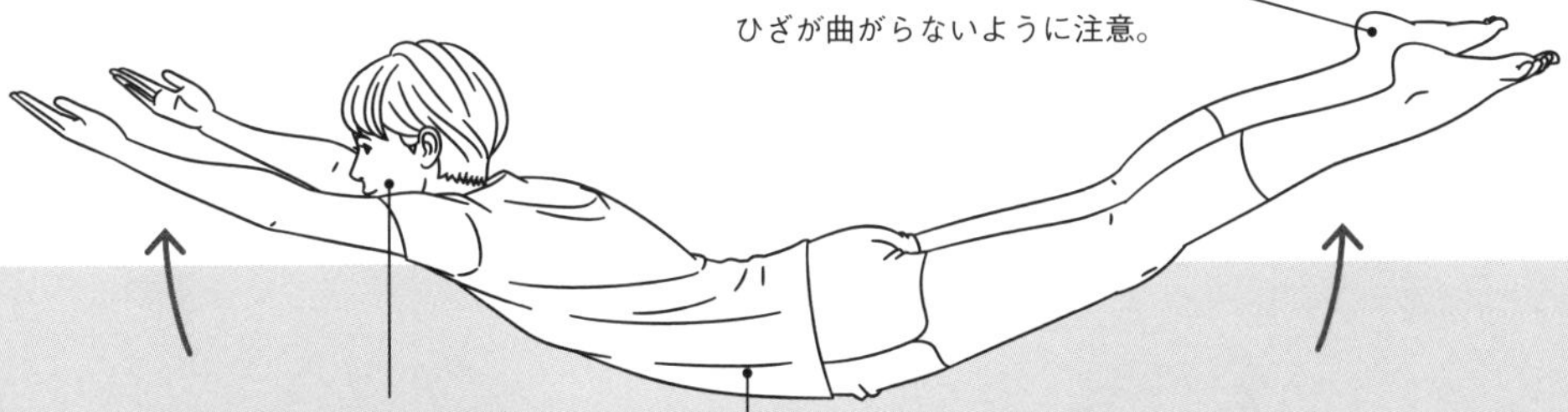
足はかかとを天井のほうに
持ち上げるイメージで行い、
ひざが曲がらないように注意。
あごはできるだけ上げる。
息を吐くと同時に
お腹をへこませる。

CHECK

最初は無理をせず、
両腕と両脚を床から少し上げることから始めてみましょう。
手のひらを下に向ける方法のほうが一般的ですが、
手のひらを上に向けることで
背中の筋肉が収縮しやすくなり、効果が上がります。

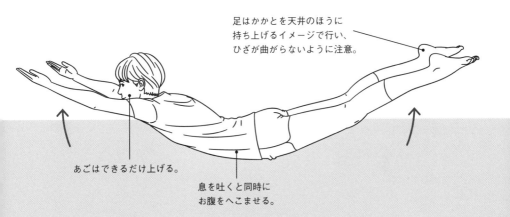

体幹を鍛える

エクササイズ❶

バード＆ドッグ

腹筋や背筋など、幅広い筋肉に働きかけることができるエクササイズです。
簡単な動きですが、しっかり手脚を伸ばすことで、
腰痛予防に欠かせない安定感のある体幹がつくられます。

左右各
3回
1セット

1

**手は肩の下、
ひざは腰の下にくるように、
四つん這いになる。**

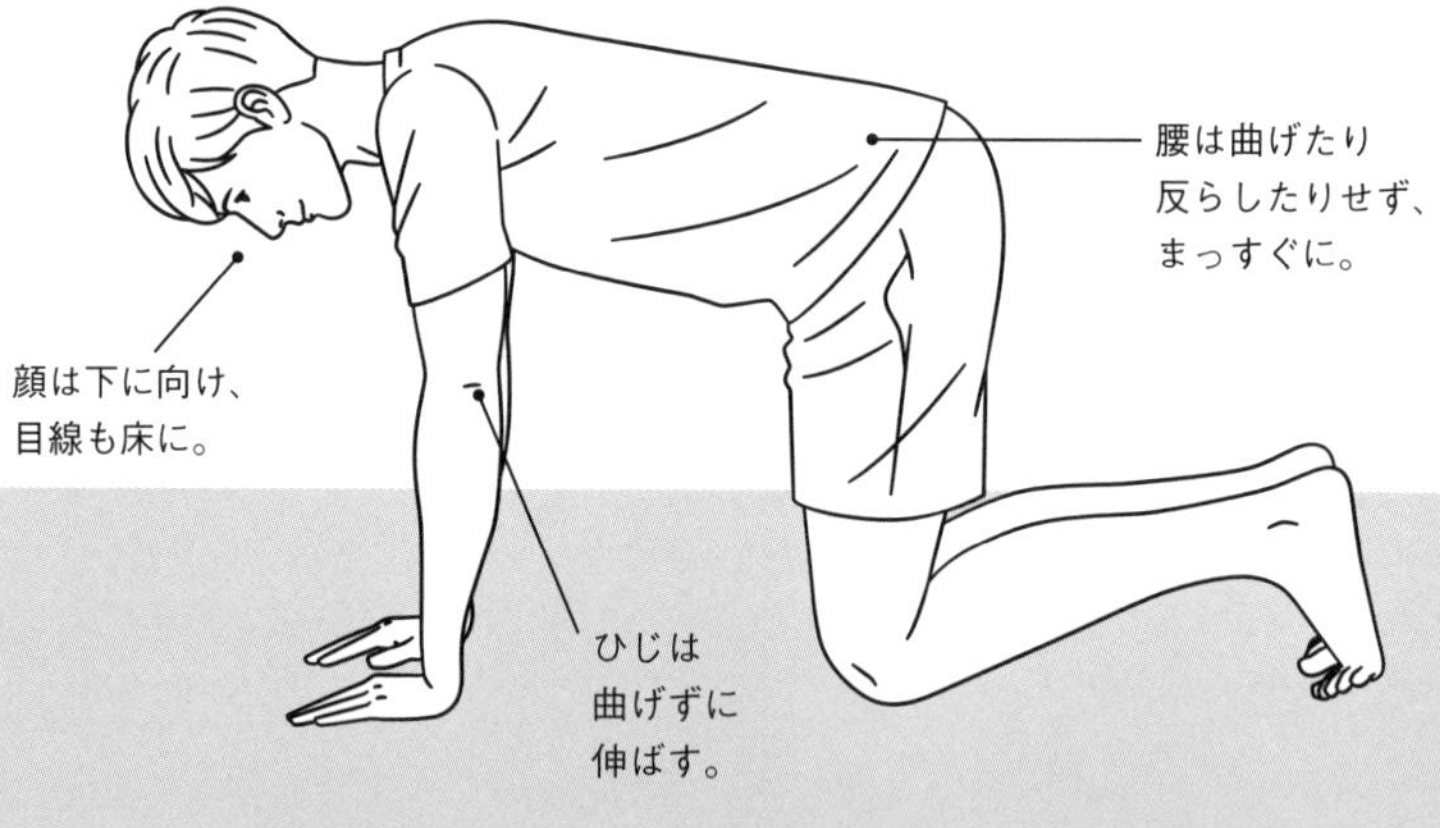
腰は曲げたり
反らしたりせず、
まっすぐに。
顔は下に向け、
目線も床に。
ひじは
曲げずに
伸ばす。

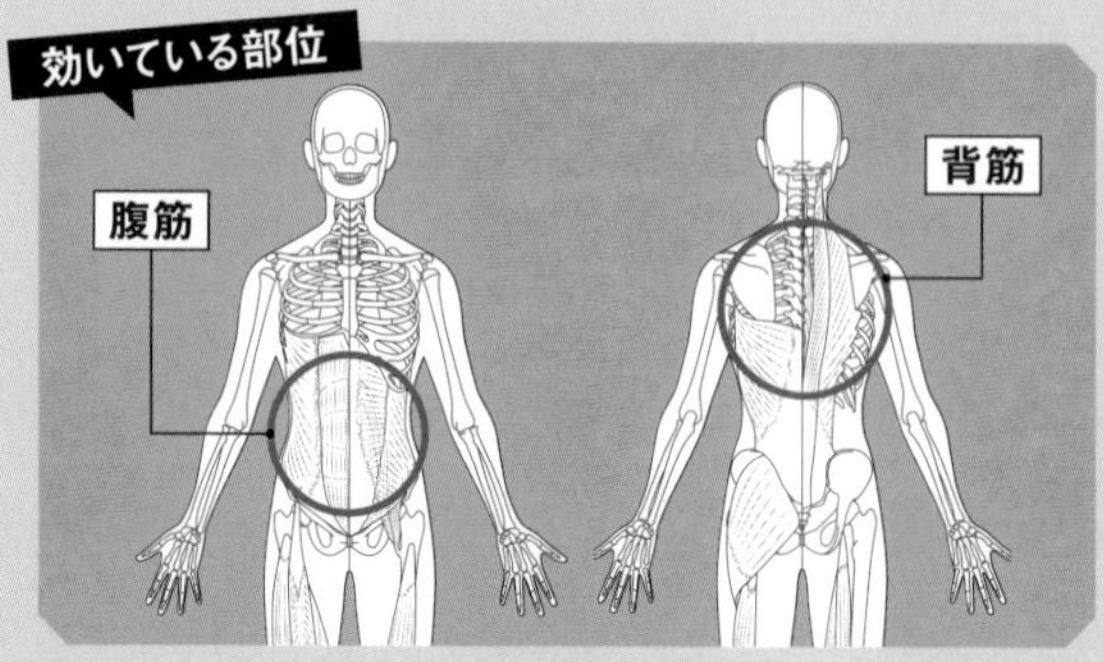
効いている部位
腹筋
背筋

2

**左手、右脚を床と平行になるように伸ばし、
息を止めずに20秒キープする。
反対側も同様に行う。これを3回繰り返す。**

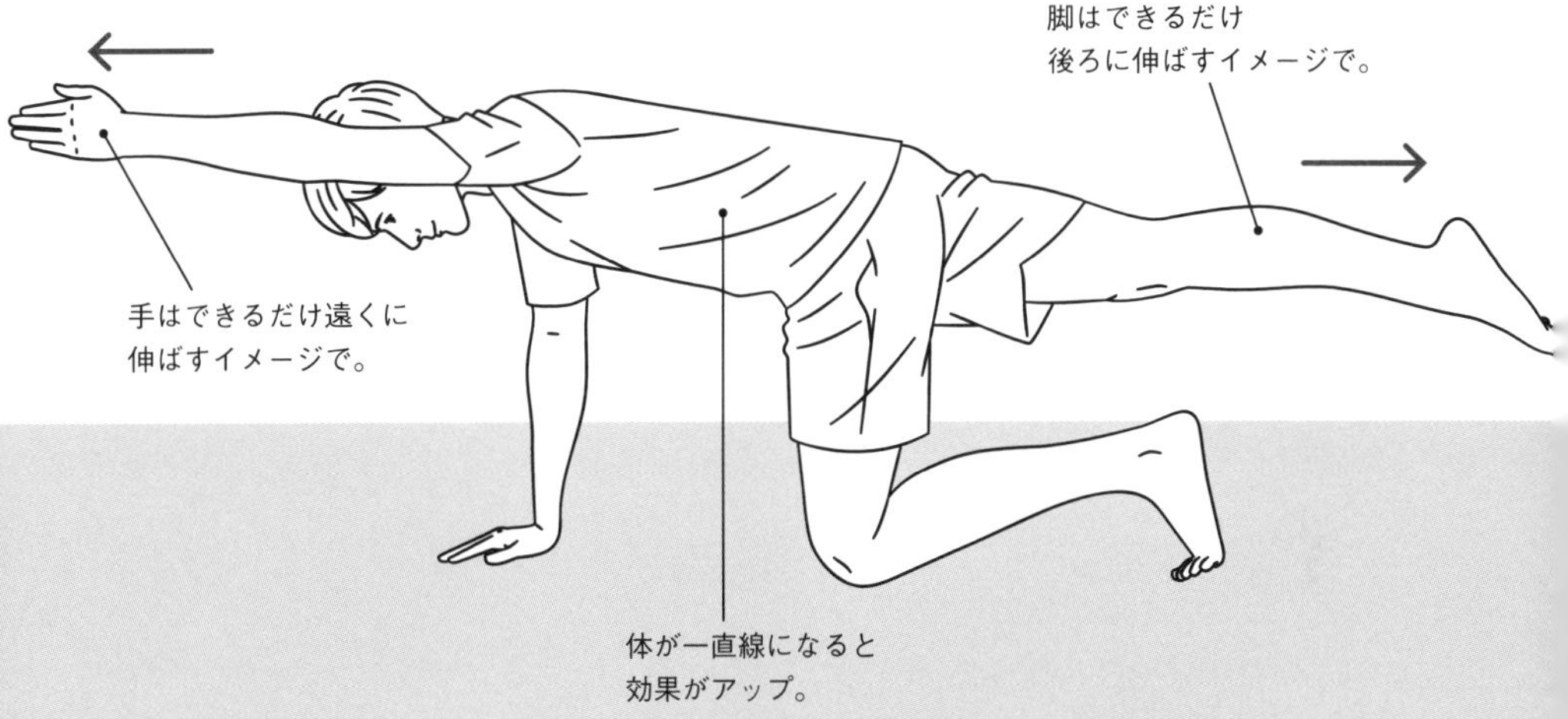
脚はできるだけ
後ろに伸ばすイメージで。
手はできるだけ遠くに
伸ばすイメージで。
体が一直線になると
効果がアップ。

CHECK

背中が丸まったり、
骨盤が傾いていたりすると腰に負荷がかかります。
手脚は高く上げ過ぎずに体と同じ高さを保ちましょう。

体幹を鍛える

エクササイズ❷ プランク

セルフ筋トレの大定番ともいえるプランク。筋力のあまりない人でも
とり組みやすく、腰に負担がかかりにくいのが特徴です。
背骨を支えているお腹まわりに加え、背中の筋肉や二の腕も鍛えることができます。

1 両腕を床につけ、うつ伏せになる。

2回 1セット

足は肩幅に広げて、
つま先立ちする。

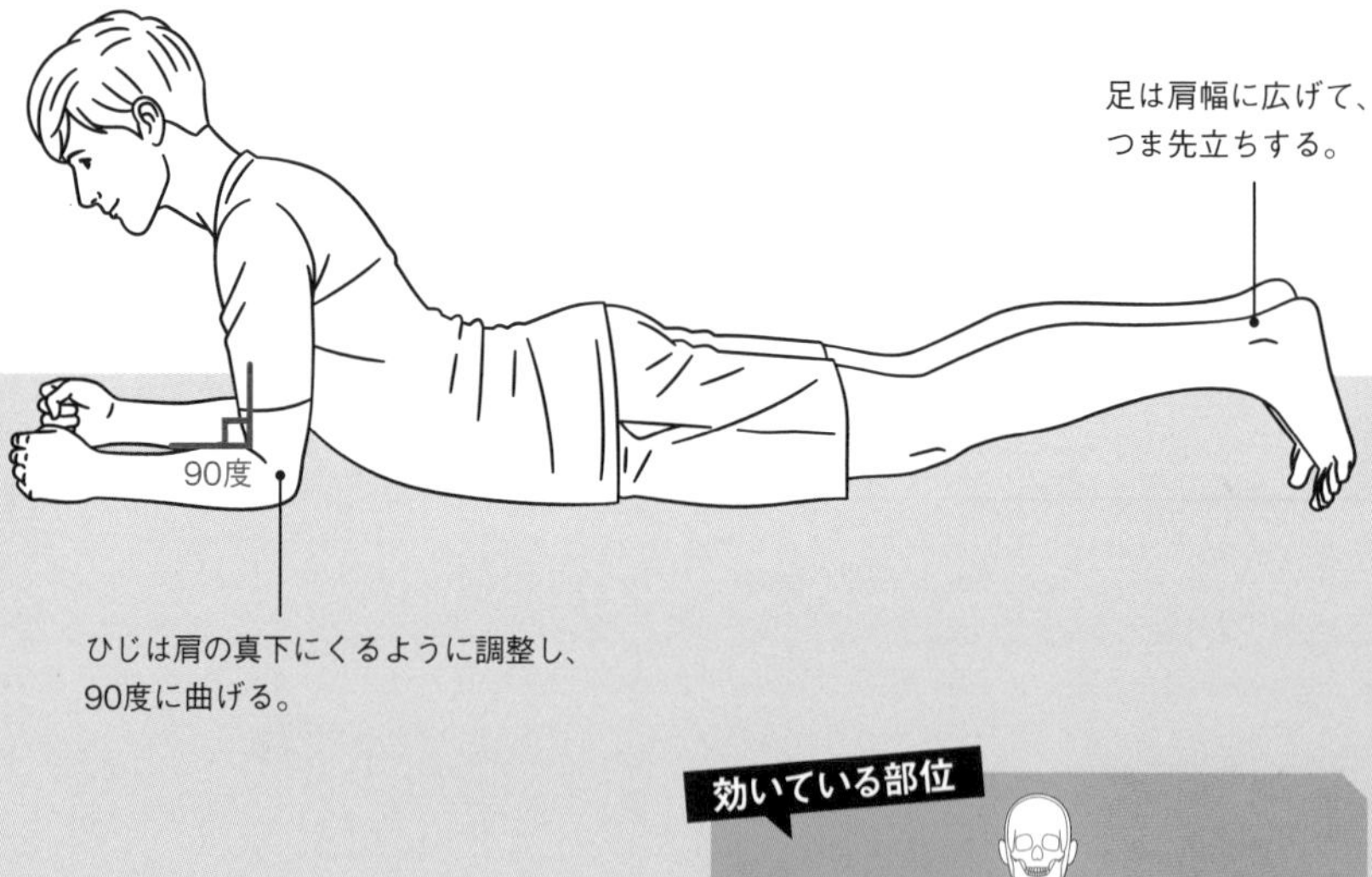

ひじは肩の真下にくるように調整し、
90度に曲げる。

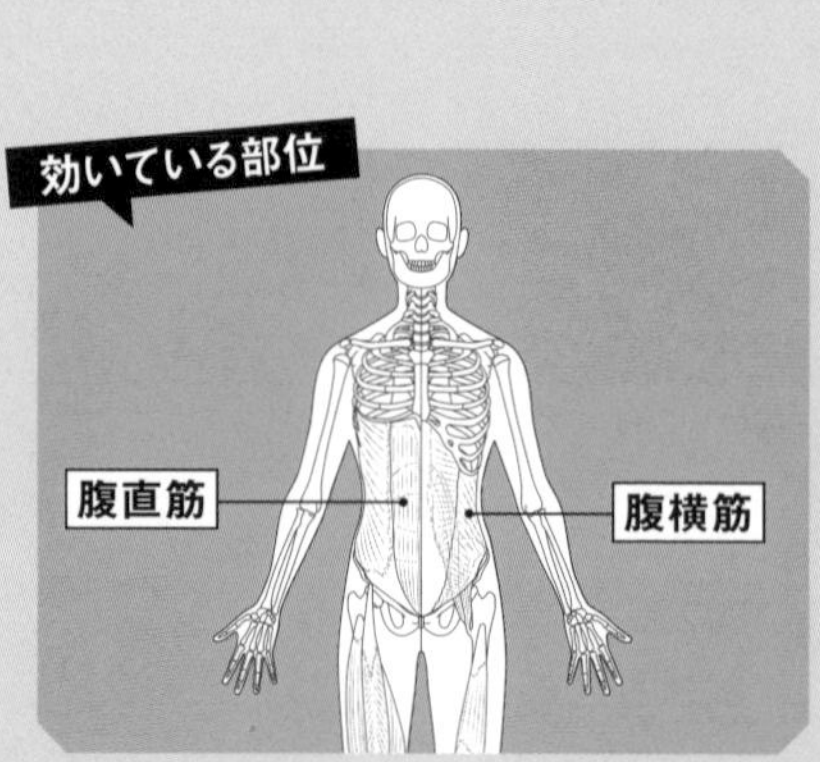

2 腰を浮かせ、頭からかかとまでが一直線になるような姿勢を保ったまま、30秒キープ。1、2の動きを2回繰り返す。

お尻が上がったり
背中が反ったりしないように注意する。

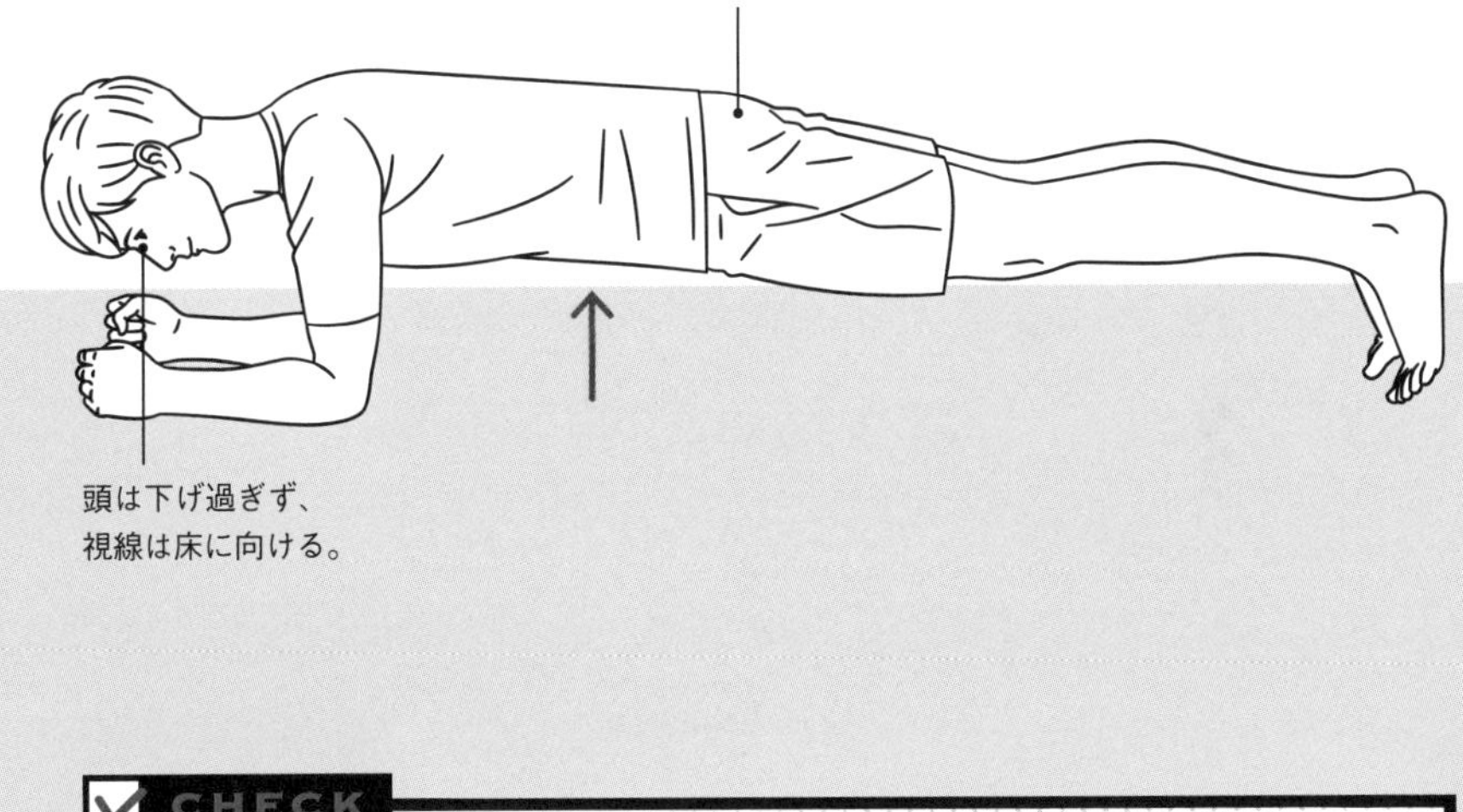

頭は下げ過ぎず、
視線は床に向ける。

CHECK

腰を痛めないためには、必ず正しい姿勢を守ってください。
頭からかかとまでがまっすぐになることを意識し、
腰が反らないように注意しましょう。
慣れてきたら10秒ずつキープする時間を長くしてみてください。
最終的に1分間できるようになるのを目標にするといいでしょう。

体幹を鍛える

エクササイズ③

ドローイン

運動が苦手な人でも簡単にできるトレーニングです。
寝ながらお腹をへこませたり、ふくらませたりすることで、
しっかり体幹を鍛えられます。就寝前や起床時などに行うのもおすすめです。

1

**両ひざを立てて仰向けになる。
3秒かけて息を吸い、
お腹をふくらませる。**

約3分

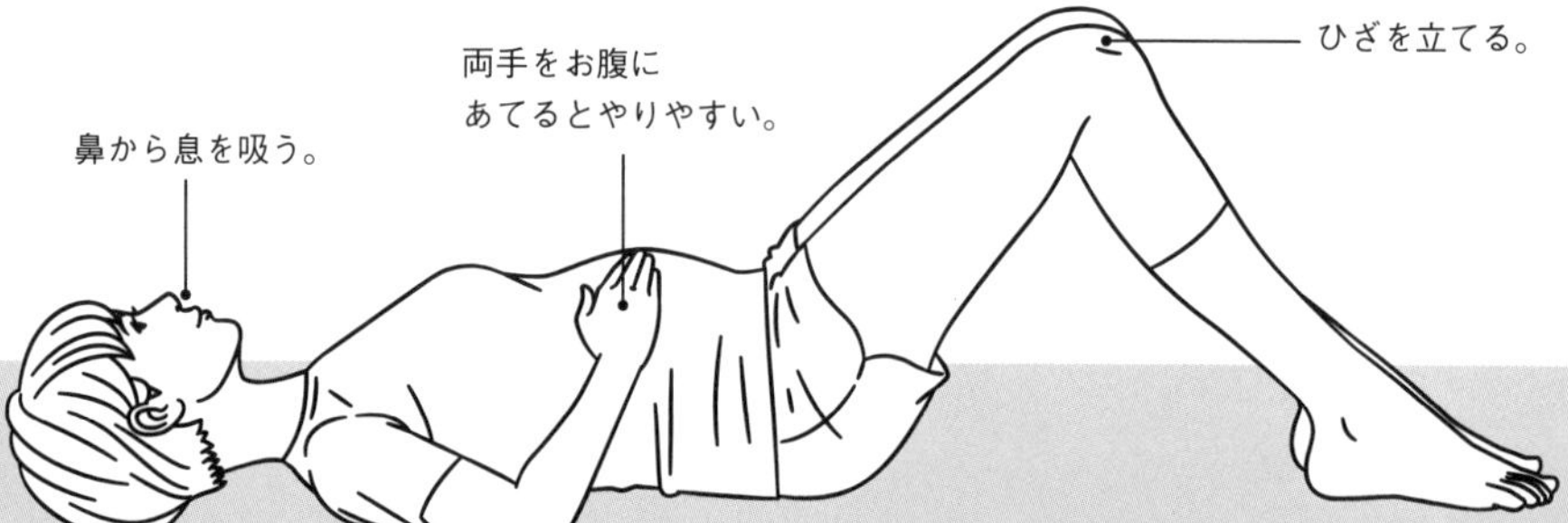
ひざを立てる。
両手をお腹に
あてるとやりやすい。
鼻から息を吸う。

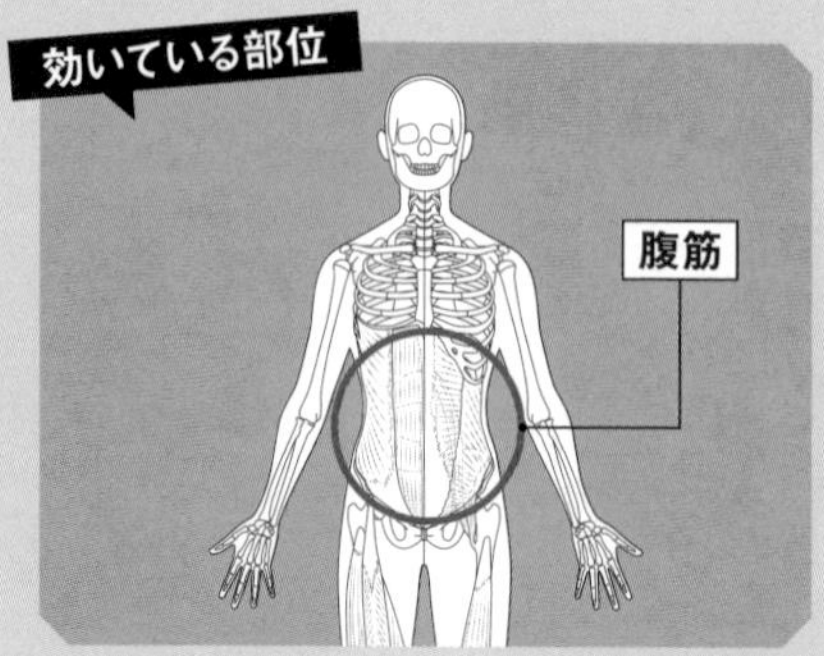
効いている部位
腹筋

2 3〜5秒かけて息を吐き、お腹をへこませる。1と2を3分程度くり返す。

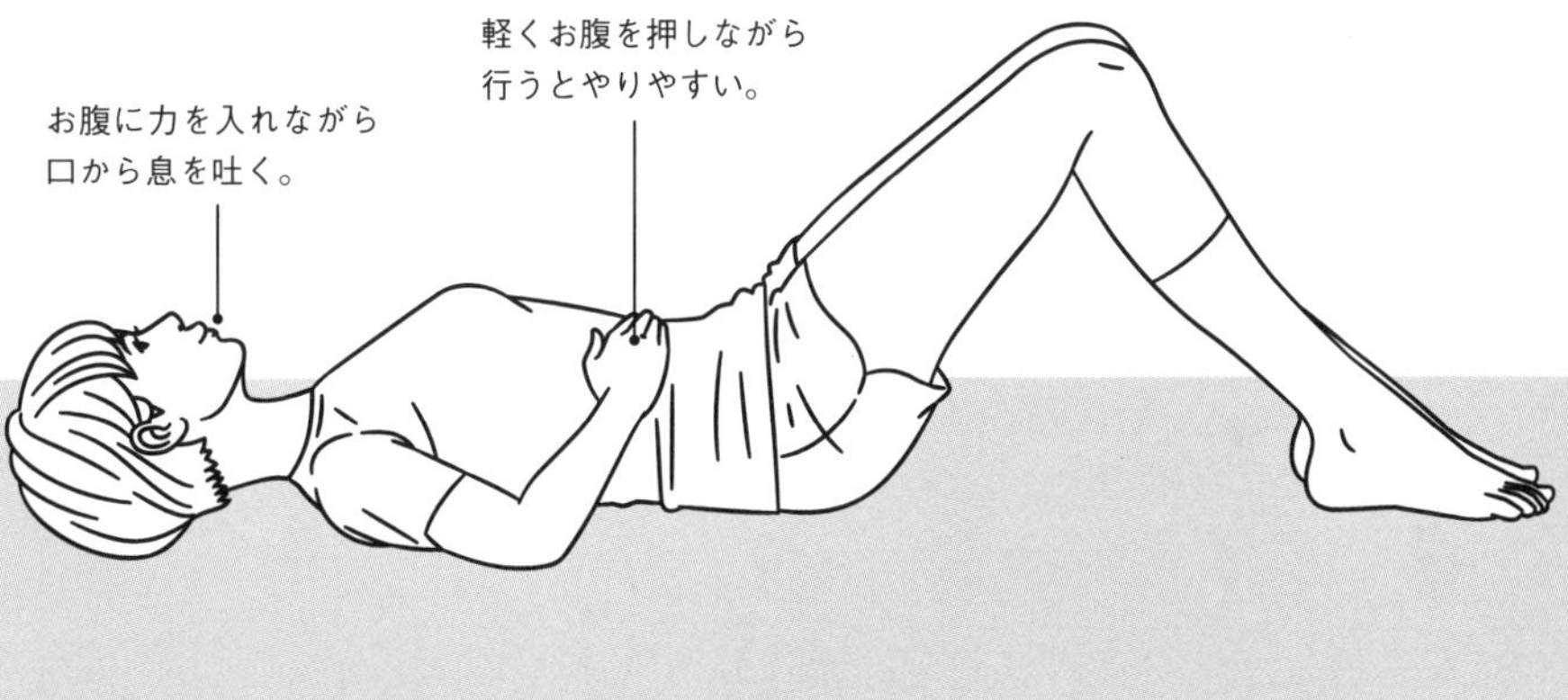
軽くお腹を押しながら
行うとやりやすい。
お腹に力を入れながら
口から息を吐く。

CHECK

呼吸とお腹の動きを意識して連動させることで、
しっかり腹筋にアプローチできます。
1回3分以上行うと、効果が倍増するでしょう。

体幹を鍛える

エクササイズ④

ヒップリフト

お尻の筋力が弱いとまっすぐ立つのが難しくなり、
背中が丸まって姿勢が崩れる原因に。この運動は、お尻の筋肉を鍛えるとともに
腹筋にもアプローチできるので、効率的に体幹を強化できます。

1

**仰向けになり、
両腕をやや広げて体の横に置き、
両脚は軽く開いて両ひざを立てる。**

**10回
1セット**

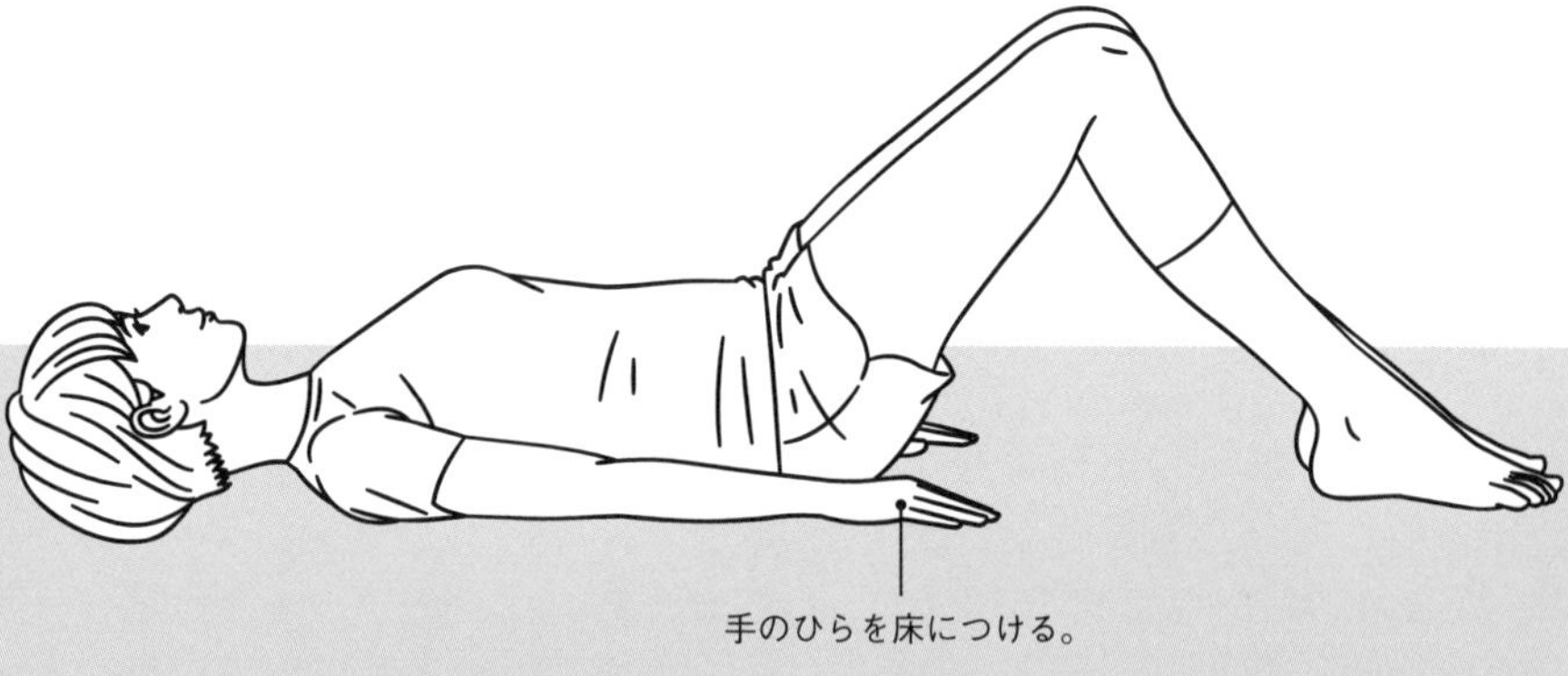

手のひらを床につける。

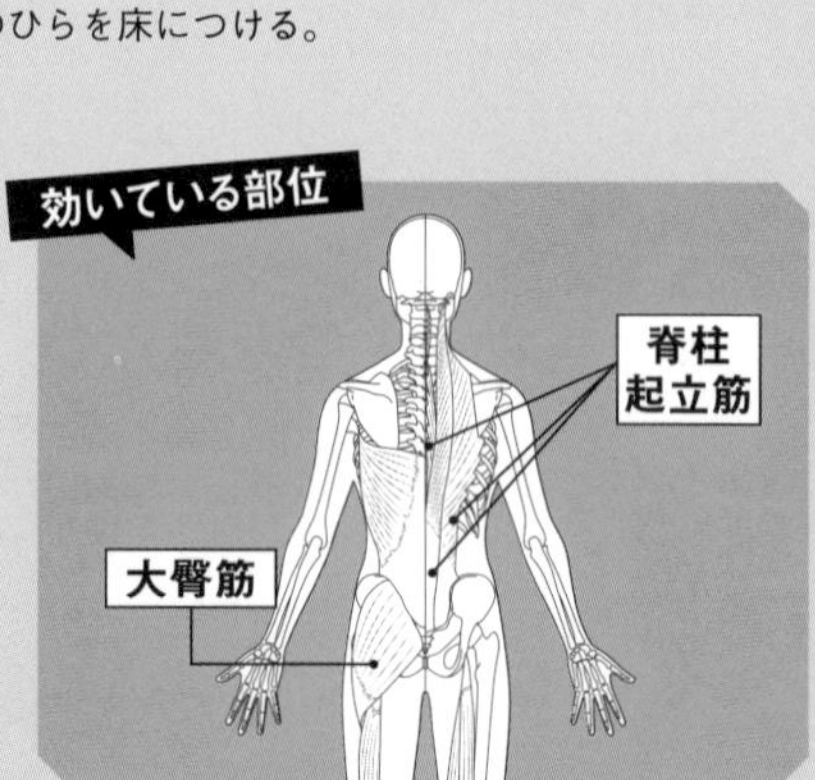

効いている部位
脊柱
起立筋
大臀筋

2

肩を床につけたまま、
息を吐きながらお尻を持ち上げる。
その姿勢を5秒キープして元に戻す。
これを10回繰り返す。

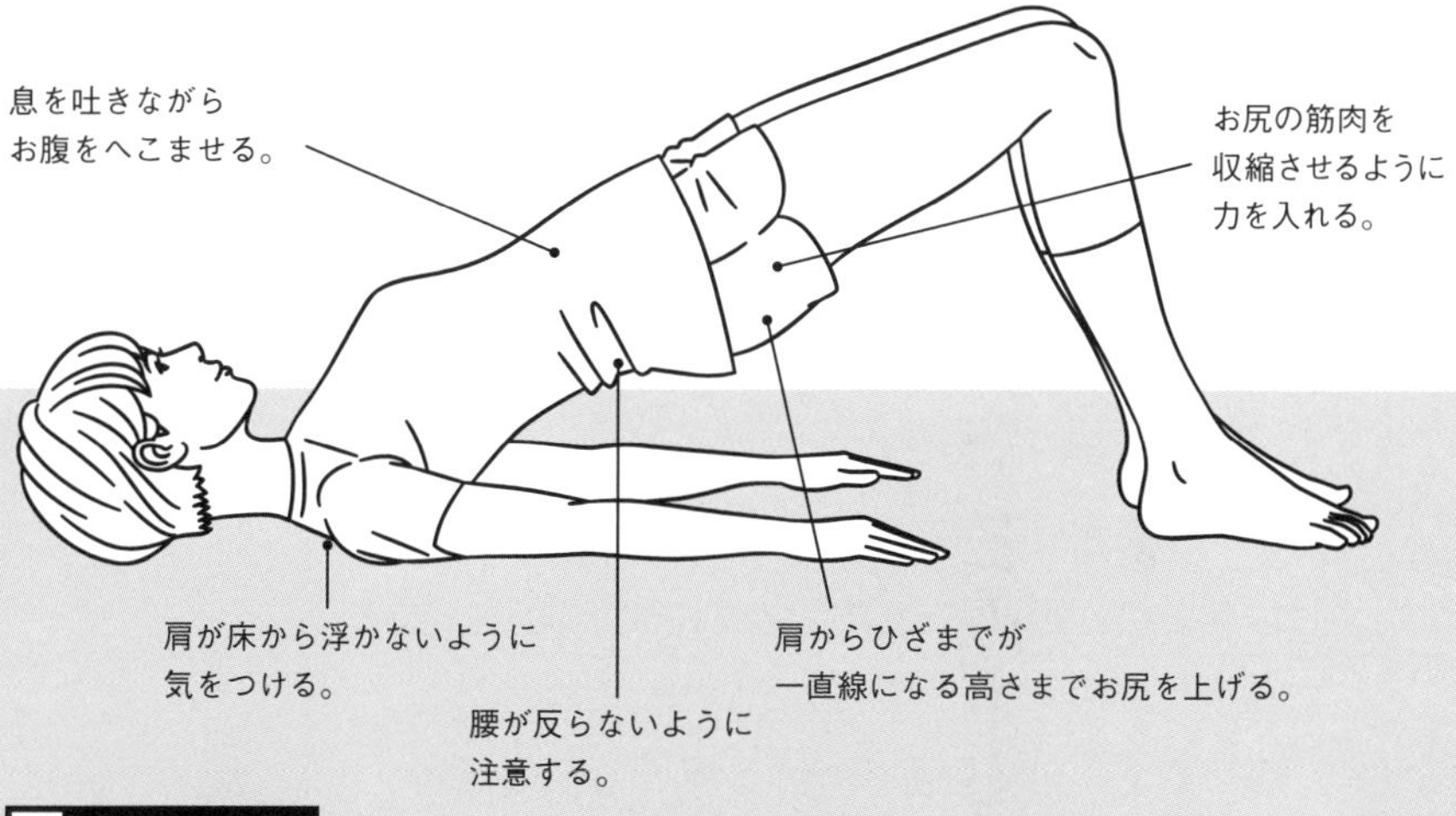
息を吐きながら
お腹をへこませる。
お尻の筋肉を
収縮させるように
力を入れる。
肩が床から浮かないように
気をつける。
腰が反らないように
注意する。
肩からひざまでが
一直線になる高さまでお尻を上げる。

CHECK

慣れてきたら、3セットを目標に回数を増やしていきましょう。
腰が反り過ぎると腰痛が悪化する恐れがあるため、
肩からひざまでが一直線になる高さを守ってください。
ステップ2の状態から片脚を上へ伸ばすと、さらに強度が上がります。
肩からお尻、ひざ、かかとまでが一直線になる高さまで脚を持ち上げて、
左右交互に行ってください。

COLUMN

骨盤がゆがむことはない！

「骨盤がゆがんでいる」と整体やマッサージで指摘され、不安になって受診する人がいます。

しかし、医学的に骨盤がゆがむことはありません。ゆがむとは、本来の形が変わることで、骨盤に関しては先天的な異常や骨折などをしない限り、起こり得ないのです。

ゆがんでいるというのは、恐らく言葉の誤用で、まわりの筋肉のバランスが崩れることで、骨盤が前後もしくは左右に傾いた状態を「ゆがむ」と表現しているのでしょう。骨盤が傾いているのであれば、ストレッチや体操で改善できます。

骨盤は背骨（脊椎）とともに、体を支えるまさに屋台骨です。正常な位置で正しく機能しないと、様々な不調を招きます。特に、座ったときに骨盤が前や後ろに傾くと腰痛を起こしやすく、体全体のバランスが崩れる原因にも。P.114にある「骨盤を立てる」座り姿勢を守ってください。

第3章

心と体を整えて腰痛を遠ざける生活習慣

腰痛を治すには治療や薬に頼り過ぎず、
日常生活の中に様々な改善策をとり入れましょう。
本章ではすぐにできる腰痛対策を紹介していきます。

心と体が整えば腰痛は治る！

腰に優しい生活習慣をつける

第2章では、腰痛の改善・予防を目指すセルフケアやエクササイズを紹介しました。こうした運動の効果を定着させるためにも、普段から「腰痛を起こしにくいライフスタイル」が実践できれば理想的です。**そこで本章では、心と体の両面から「腰に優しい」暮らしの中のノウハウを、様々な角度から提案していきます。**

例えば、精神の不調が引き起こす腰痛対策として、自律神経を正常に保つ睡眠術や入浴法のほか、貧乏ゆすりがもたらす思わぬ効果も紹介。さらに、自分でストレスをコントロール、軽減できるマネージメント・スキルもとり上げていきます。

悪い姿勢に起因するトラブルには、腰への負担が少ない歩き方や座り方をはじめ、顔を洗うとき、荷物を持つときの注意点など、普段の何気ない動作からもアプローチ。また、腰痛の大敵、冷えを解消するため、血行促進をはかる「温活」の有効性にも言及します。

腰痛の元凶となっている「心の乱れ」「悪い姿勢」「筋肉の衰え」を、心と体を整えることで解消し、次第に腰痛を遠ざけていく環境を整えるのが第3章を通したテーマです。ここでお伝えしたものを一気に全てやるのではなく、1つでもいいので、まずは気軽にできそうなものから始めてみましょう。少しずつでも続けていけば、確実に「健やかな腰」へと近づいていきます。

心と体を日頃からケアして腰痛撃退!

腰痛の解消には運動習慣に加え、日頃の生活においても腰をケアする意識や実践が必要です。心や体の乱れを正していきましょう。

心を整える

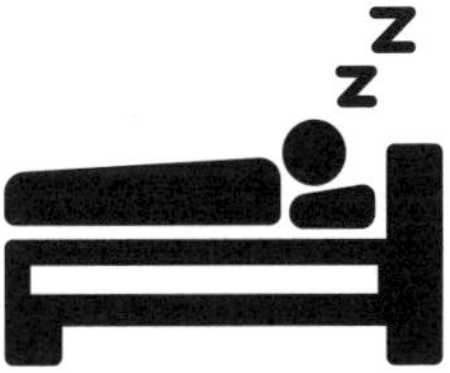

睡眠をとる

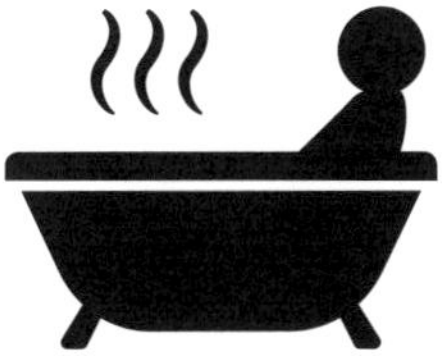

湯船につかる　など

腰痛の要因となる自律神経のアンバランスを整えるには、規則正しい生活を送ることが最優先。その上で、入眠時間や入浴法などの、ちょっとしたコツを活かしましょう。

＋

体を整える

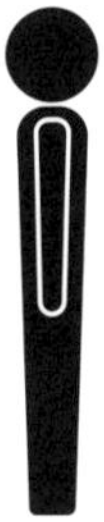

姿勢を正す

血流を上げる　など

前かがみの悪い姿勢を改善する立ち方や、冷えの解消から血流の改善効果を引き出すなど、体の使い方やメンテナンス術により腰痛の緩和と予防をはかります。

心と体が整う生活習慣が定着すれば腰痛知らずの体に!

貧乏ゆすりで自律神経を整えて腰痛を緩和

幸せホルモンのセロトニンが増加

「貧乏ゆすり」というと、一般的にほめられた癖ではありませんが、近年では健康法として医療現場で注目を集めています。

貧乏ゆすりは、かかとを小刻みに上下させるリズム運動の1つで、医学的にはジグリングと呼びます。この小刻みに上下させるリズムが、神経伝達物質の1つであるセロトニンの分泌を増やす作用があるのです。セロトニンには痛みを抑制する役割（P.32、34参照）や、自律神経のバランスを整える働きがあるため、分泌が促進されることで「心因性腰痛」を改善する効果が期待できます。また、セロトニンは精神の安定に寄与することから「幸せホルモン」と呼ばれることもあり、心の健康を左右する重要な存在。ジグリングのほか、日光浴や規則正しい生活を送るだけでも増加するといわれています。

原因不明の腰痛に悩まされている人は、こうしたジグリングも実践してみてはいかがでしょうか。細かい周期で意図的に筋肉の緊張と弛緩をくり返す運動は誰でも容易に行えます。周囲にさえ配慮しておけば、行うデメリットは見あたりません。なお、ジグリングには下肢の柔軟性を高めたり、血流を改善する効果もあります。足の冷えやむくみ対策にもなるので、デスクワークをはじめとする座ったままの時間が多い人にもおすすめです。ちなみに、咀嚼《そしゃく》でもリズム運動の効果があるので、ガムを噛むのも効果的とされています。

実は健康効果あり！ 貧乏ゆすりで心を整える

貧乏ゆすり（ジグリング）は、かかとを一定の動作で上下させるリズム運動。セロトニンの分泌を促し、自律神経を整える作用があります。

CHECK

無理のない範囲で短い時間から始め、慣れてきたら時間をのばしていきましょう。基本的には、気づいたときに好きなだけ行ってOK。慣れてくると素早くできるようになります。

1分程度くり返す

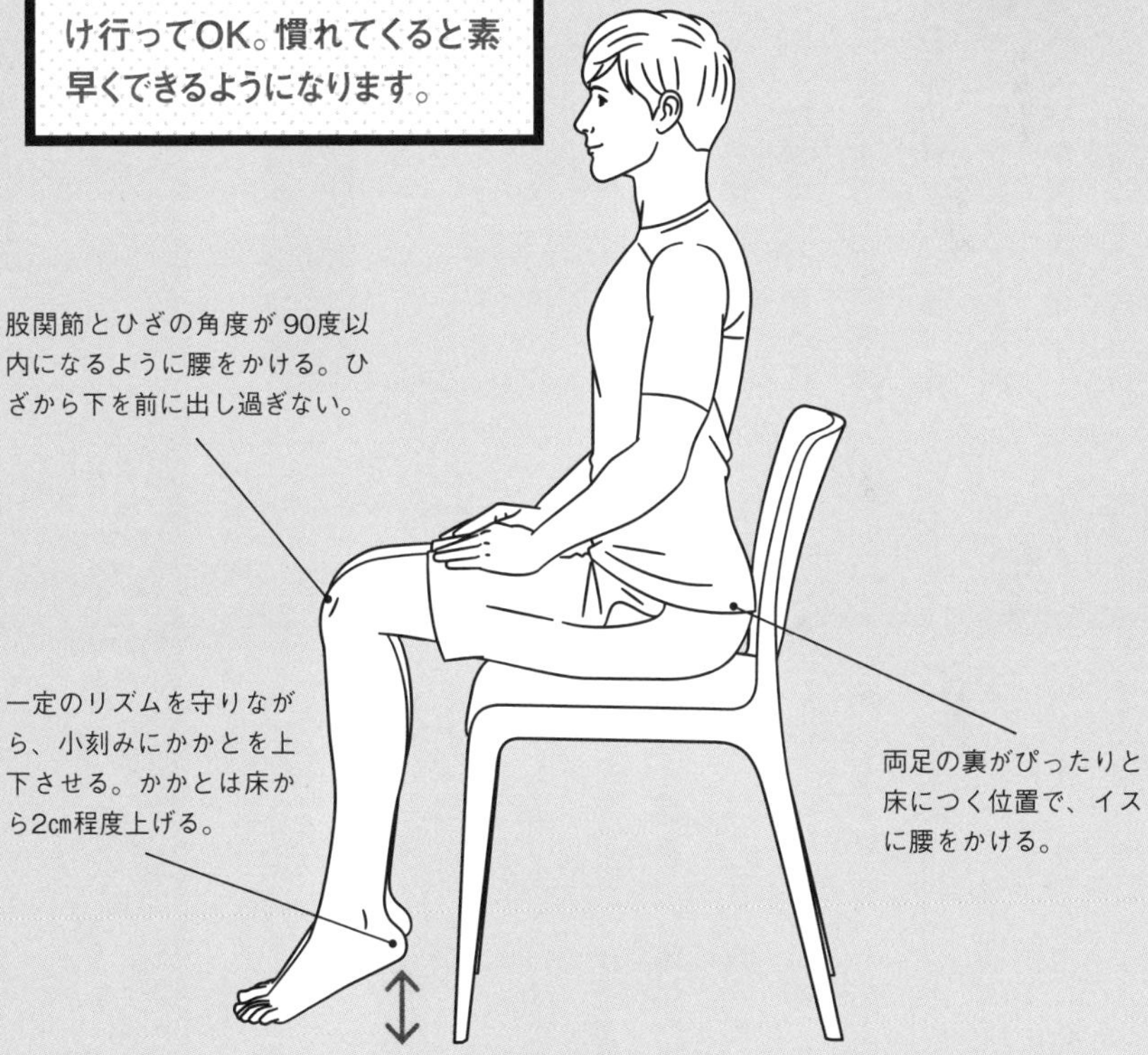
股関節とひざの角度が90度以内になるように腰をかける。ひざから下を前に出し過ぎない。
一定のリズムを守りながら、小刻みにかかとを上下させる。かかとは床から2㎝程度上げる。
両足の裏がぴったりと床につく位置で、イスに腰をかける。

1

イスに浅く腰をかけ、両足を肩幅程度に開き、股関節とひざを90度に曲げる。

2

両足を5㎝ほど手前に引き、つま先を床につけたまま、かかとを2㎝程度浮かせる。

3

一定のリズムでかかとを上下させる。片足ずつでも、両足同時に行ってもＯＫ。

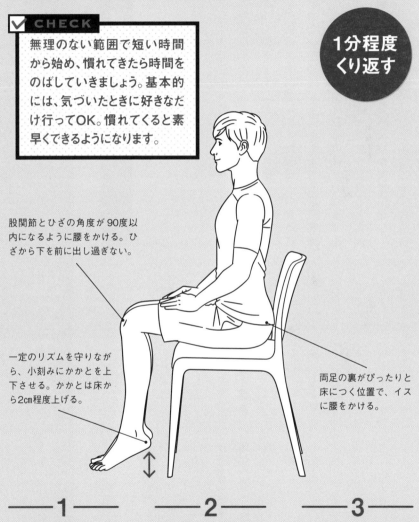

自律神経を休息モードに！心因性腰痛に効くお風呂の入り方

38〜40度のお湯に10〜15分

自律神経を整えるには、お風呂で温まることも効果的です。シャワーでは体がしっかりと温まりませんので、浴槽に張ったお湯につかるようにしましょう。お湯の浮力だけでも、筋肉や関節のほか、心や脳の緊張を解きほぐしてくれます。

季節によって若干上下しますが、お湯の適温は38〜40度。ややぬるめのお湯に10〜15分ほどつかることで、活動的な交感神経より休息モードの副交感神経が優位になり、リラックス効果で体と心がゆったり癒やされます。逆に、湯温が42度を超えると自律神経が活動モードになり、交感神経が優位になってしまいます。熱めのお湯が好きな人には少し物足りないかもしれませんが、心と体が興奮状態になれば、くつろぎのバスタイムが台なしに。そればかりではなく、眠気も覚めて寝つけなくなることもあるので注意してください。

ちなみに、お風呂に入るのは寝る1時間前くらいが最適です。私たちは体温が下がるときに眠気を催すため、お風呂で温まった体が冷めていくときが自然な入眠のチャンス。そのタイミングが、入浴からおよそ1時間後というわけです。

お風呂に精油やバスソルトを入れることで気分が和らぎ、副交感神経を活性化させます。また、お湯の中で軽くストレッチをすれば体がほぐれ、リラクゼーション効果も。自分なりに色々とアレンジを加えてみるとよいでしょう。

お風呂に入って自律神経を整えよう

40度ほどのお湯に身を任せていると、交感神経から副交感神経へとスイッチが切り替わり、心身がゆったりリラックスできます。

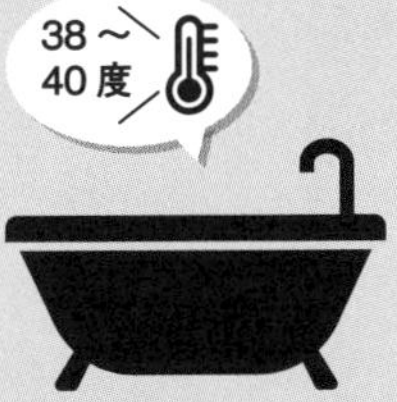

湯温は40度くらいのぬるめに設定

38～40度のお湯につかると、副交感神経の働きでお休みモードになります。

15分を目安にゆっくりつかる

体の芯まで温めるには、ぬるめのお湯に10～15分ほどゆったりとつかるのがベスト。

香りをプラスしてリラックス効果を高める

お風呂に精油を入れて副交感神経を刺激。ラベンダーの香りはリラックス効果抜群です。

入浴のベストタイミングは寝る1時間前！

入浴で上がった体温が下がり始めるときが、眠りに入る最適な時間帯。就寝の1時間前にお風呂へ入るのがおすすめです。

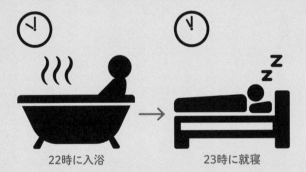

22時に入浴

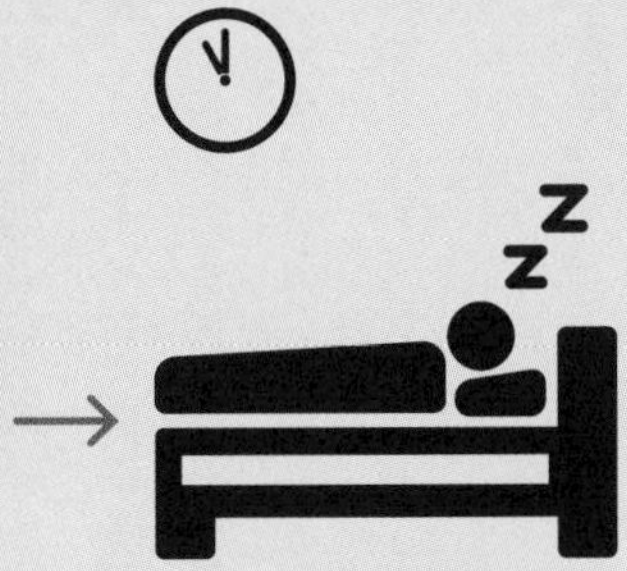

23時に就寝

体温が下がる時間と入眠時間を合わせる

人間は体温が下がるときに眠くなる習性があります。お風呂で温まった体が冷めていくのは、入浴してから1時間前後。自然な眠りを誘うなら、就寝予定の1時間前あたりに入浴するのがよいでしょう。

質のよい睡眠が腰痛を改善する

体内時計のリセットが快眠の条件

睡眠不足をはじめとする質の悪い睡眠が、腰痛の原因になることもあります。そのメカニズムは、「睡眠の質が悪い→体にとってストレスとなる→自律神経のバランスが乱れる→痛みに敏感になり腰痛が起きる」といったものです。

成人の場合、個人差はあるものの、健康的な睡眠時間は7時間前後とされています。健やかな体を維持するためにも、しっかりと睡眠時間は確保してください。それでも「なかなか眠れない」「眠りが浅くて夜中に目が覚める」という人は、現在の生活パターンを一度、見直してはいかがでしょうか。

ここで注目したいのが、「体内時計」です。私たちが朝に目覚め、夜に眠くなるのも、体内時計がきちんと機能しているから。さらに自律神経と連動し、呼吸や体温、心拍などの機能をコントロールする重要な役割も担っています。

体内時計の1日はおよそ24・5時間でセットされているため、1日ごとに実際の時間との間にずれが生じます。このずれをそのまま放置し続けると、睡眠のリズムが崩れるなどの不具合が起きてしまいます。体内時計のずれを上手にリセットするには、起きたらすぐに日光を浴びることが大切。メラトニンというホルモンが分泌され、体内時計を整えてくれます。また、起床後1時間以内に朝食を食べることも効果的です。規則正しい生活を送ることで、生体リズムが保たれるのです。

睡眠不足が腰痛を引き起こす

眠れないことが大きなストレスとなり、自律神経のバランスを乱します。すると交感神経の高ぶりが痛みを増大させ、さらなる不眠を招く悪循環に。

睡眠不足・睡眠の質が悪い

↓

精神的、肉体的なストレスとなる

↓

交感神経が高ぶり、自律神経のバランスが乱れる

↓

痛みに敏感になって腰痛が起きる！

↓

痛みでさらに眠れなくなる悪循環へ

理想的な睡眠とは

体内時計のリセットという観点から、就寝時刻は22～23時の間が理想的です。遅くても日付が変わる前には就寝しましょう。さらに睡眠時間は7時間前後が最適とされています。就寝時間が不規則だったり、睡眠時間が6時間未満では、疲れはとれません。

睡眠の質を上げるには体内時計をリセットしよう

目覚めたらすぐに日光を浴び、起床して1時間以内に朝食をとることを習慣づけることで、体内時計がリセットされ、睡眠の質を上げることができます。

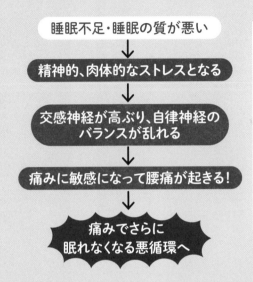

起床後すぐに日光を浴びる

体内時計は、毎朝日光を浴びることでメラトニンが分泌されてリセットされます。曇りや雨でも外光を受ければ同じ効果を得られます。

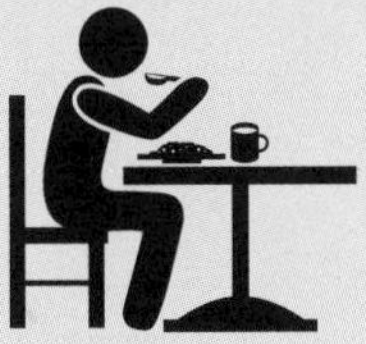

起床後1時間以内に朝食をとる

ほぼ全ての臓器にサブ的な体内時計があるため、毎朝、同じ時間帯に朝食をとることでも脳の体内時計と同期します。この規則性が大切です。

腰の痛みを感じなくなる『ストレスマネジメント』

感情を制御してストレスを軽減

ここでは、心因性腰痛の病態に影響を与えるストレスの管理について解説します。うまく制御すれば、腰痛の改善や予防効果が期待できます。

一言でストレスといっても様々ですが、イライラが怒りになるケースは多くの人が経験しているでしょう。例えば、約束の集合時間に相手が現れない場合、イライラする気持ちがストレスを生みます。待つほどにイライラは募り、やがてそれは怒りの感情となって、さらなるストレスになるのです。

そこで着目したいのが、イライラが怒りに変わる前に感情をコントロールできれば、余計なストレスをためずに済むということ。負の感情が燃えさかる前に火を消し、巧みにストレスを管理しましょう。そのために、次の3つの事柄を実践してください。

①自分の「～するべき」を他人に押しつけない

理想と現実の落差が怒りを生む。「時間は守るべき」などの理想が裏切られたとき、怒りからストレスに。「べき」は人それぞれ。他人への押しつけはNG。

②心の中で6秒カウントする

怒りの感情は、湧き上がってから6秒間が最も強く、その後は理性が介入して徐々に収まるもの。イラッときたら、胸の内で6秒数えて心を落ち着かせる。

③怒りに点数をつける

感じた怒りを10段階で数値化する。これまで経験した怒りと比較すると目の前の怒りが客観視でき、怒る必要があるのかないのかを判断できる。

怒りの芽を摘めばストレスが減らせる！

イライラが怒りに変わる前に感情をコントロールできれば、ストレスは小さくできます。マイナスの感情をうまく抑制しましょう。

怒りが生まれるメカニズム

理想

集合時間の5分前に到着すべきだ
＝
自分が考える「こうある『べき』こと」

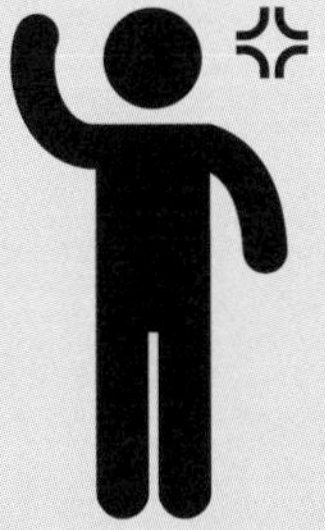

現実

集合時間に5分遅れてくる
＝
「こうある『べき』こと」が裏切られる

← ギャップ →
＝
怒り

感情のコントロールで痛みの感じ方が変わる

怒り以外でも感情を上手に操れば、ストレスを軽くできます。これは心因性腰痛にも有効な手段で、痛みが出ても恐れたり、うろたえたりせず、平常心を保つことが症状の改善、痛みの緩和に繋がります。

『怒り』をコントロールする3つのポイント

「～するべき」という信念を押しつけない！

「～するべき」は自分の信念。他人と同じとは限りません。許容範囲を広げるか、他人に押しつけないことが一番です。

6秒カウントして怒りをやり過ごす

カッとしてから６秒間が怒りのＭＡＸ。グッとこらえて6秒数えましょう。次第に心の波立ちが収まってきます。

怒りに点数をつけて10段階評価する

1～3が軽い怒り、4～6は少し強い怒り、7～9はかなり強い怒り、10を人生最大の怒りとして数値化してみましょう。

正しい立ち方が腰痛を予防する

正しい立ち方＝まっすぐに立つ

「正しい立ち方」をするだけで、腰痛の予防や改善、さらには見た目の印象もグッと変わります。

正しい立ち方とは、後頭部から肩甲骨、お尻、ふくらはぎ、かかとまでが一直線になる姿勢のことです。モデルさんたちは、レッスンの一環としてこの立ち方を「壁立ち」と呼んで毎日行うとか。いつでも後ろに壁があるかのように、綺麗にまっすぐに立てれば一人前というわけです。

例えば、鉛筆を机の上に立てるときのことを想像してみてください。このとき垂直にまっすぐ立てれば自立しますが、傾いていると倒れてしまいます。人間もこれと同じで、まっすぐに立てば最小限の力で済みますが、少しでも傾くと倒れまいとして、余計な力が必要になるのです。つまり、体に負担をかけないためには、まっすぐに立つことが最善であり、**腰痛の予防や軽減にとっても重要になります。**

ところが、多くの腰痛持ちの患者さんを診察・観察していると、背骨の胸椎部分が猫背の形態でかたまってしまって壁に頭をつけられず、どんなに頑張っても「壁立ち」のできない人が相当数いるのがわかってきました。そのような人におすすめなのが、自分が人形のキーホルダーになって頭から吊るされている状態をイメージすることです。**この形は背骨が可能な限りまっすぐに伸びた状態であり、自身にとって体の重心線と中心軸が一致する、最良の姿勢といえるからです。**

腰に負担がかからない立ち方

重心バランスが整った正しい立ち方は、最小限の力で重力に抵抗できるため、腰はもちろん、体のどこへも余分な力がかかりません。

正しい立ち方

正面

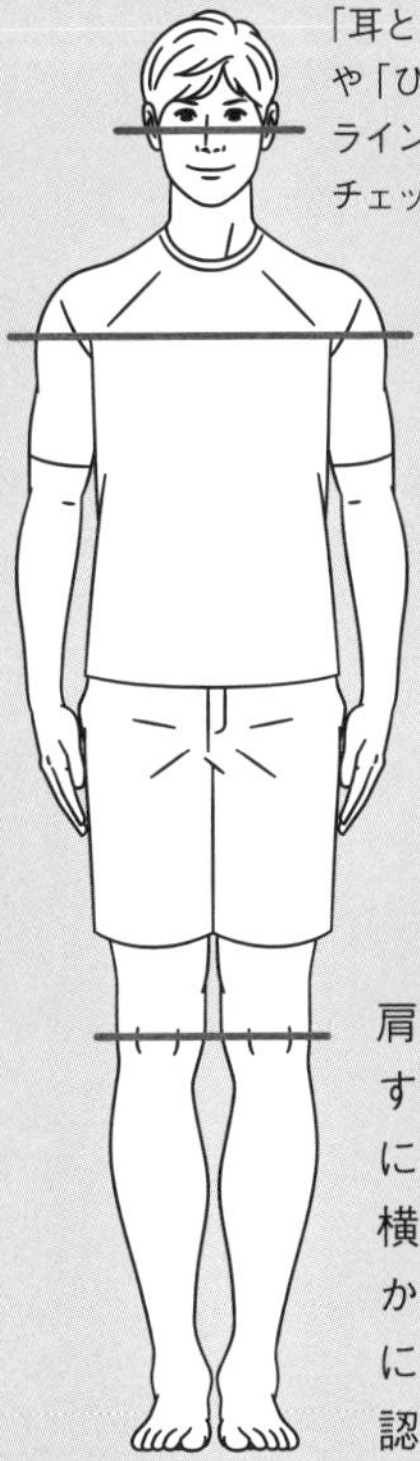
「耳と目」を結ぶ線、「肩」や「ひざ」の左右対称のラインが傾いていないかチェック。

肩の力を抜き、背すじを伸ばして楽に立ちます。体が横に傾いていないか、鏡を見たり人に見てもらって確認しましょう。

横

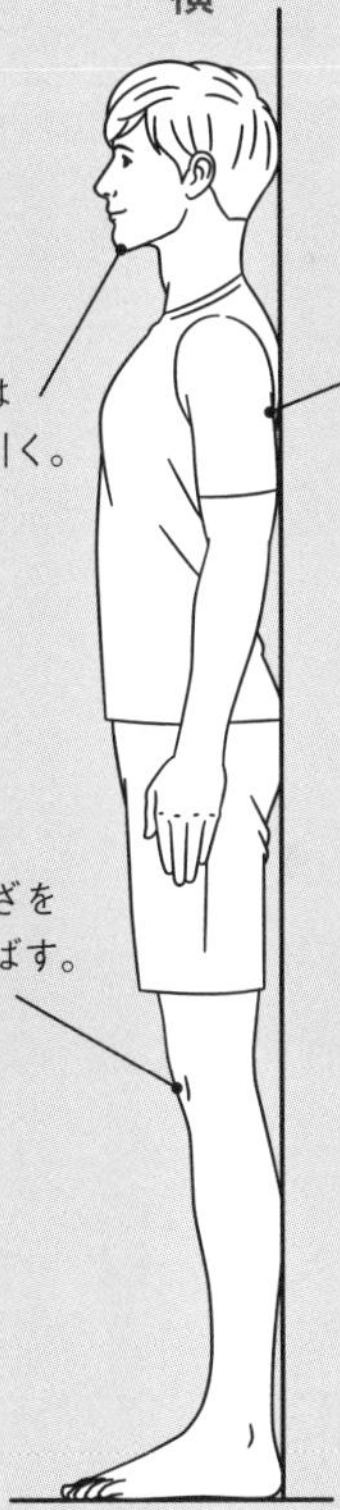
あごは軽く引く。
背すじを伸ばす。
ひざを伸ばす。

壁に後頭部、肩甲骨、お尻、ふくらはぎ、かかとがピタリとつくように立ちます。できるまで続けて、この姿勢を体に定着させてください。

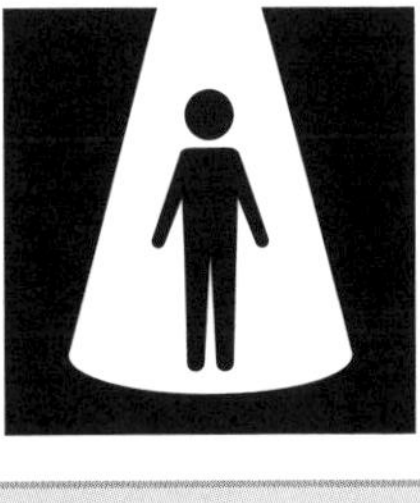

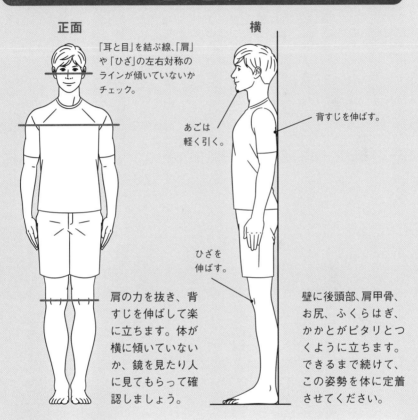

ライトをあてて影が一番小さくなる立ち方が理想

頭上からライトをあてたとき、体に傾きがあると、影の面積が大きくなりますが、重心バランスのとれた「正しい立ち方」では影が最小になります。

腰の負担を減らす正しい歩き方

テンポよく歩きセロトニンを増やす

立ち姿勢だけではなく、動作の基本となる歩く姿勢を整えるのも腰痛を改善させるには重要です。歩くときは、次のポイントを意識してください。

●軽くあごを引き、10m 先を見る。
●猫背にならないように胸を張る。
●つま先を上げてかかとで着地した後、スムーズに足の親指へ体重移動し、つま先で蹴り出す。
●歩幅は1・5足分ほど。歩幅を広めにとると足を上げやすくなり、運動量も上がる。
●腕の振りは肩甲骨を背中の中央に寄せるようなつもりで、後方に振ることを意識する。
●みぞおちあたりに股間があるイメージを持って、そこが支点になる意識で歩く。
●手と足の動きを連動させ、テンポよくリズミカルに歩くことを心がける。

また、歩くこと自体にも、下半身の筋力強化や骨粗鬆症の予防、セロトニンの分泌を増やすといった健康面のメリットがあります。セロトニンには痛みの抑制や自律神経を整える働きがあるため、リズミカルに歩くことが心因性腰痛の予防、改善にも繋がるのです。さらに、歩行時にかかとの骨が体重を受けることで骨細胞《こつさいぼう》が刺激され、骨の形成が促進される効果も。筋肉が収縮と弛緩で強くなるのに対し、骨は適度な重力の衝撃によって骨密度を高めて強化されます。体の土台となる強い骨をつくるためにも、歩くことをおすすめします。

正しい歩き方が身につけば腰痛は撃退できる

立ち姿勢と同様に、歩く姿勢も意識しましょう。歩くことはリズム運動の 1 つでもあり、セロトニンの分泌を促すため、心因性腰痛の予防や改善も期待できます。

正しい歩き方

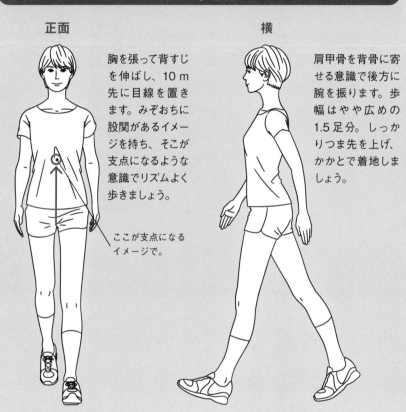

正面

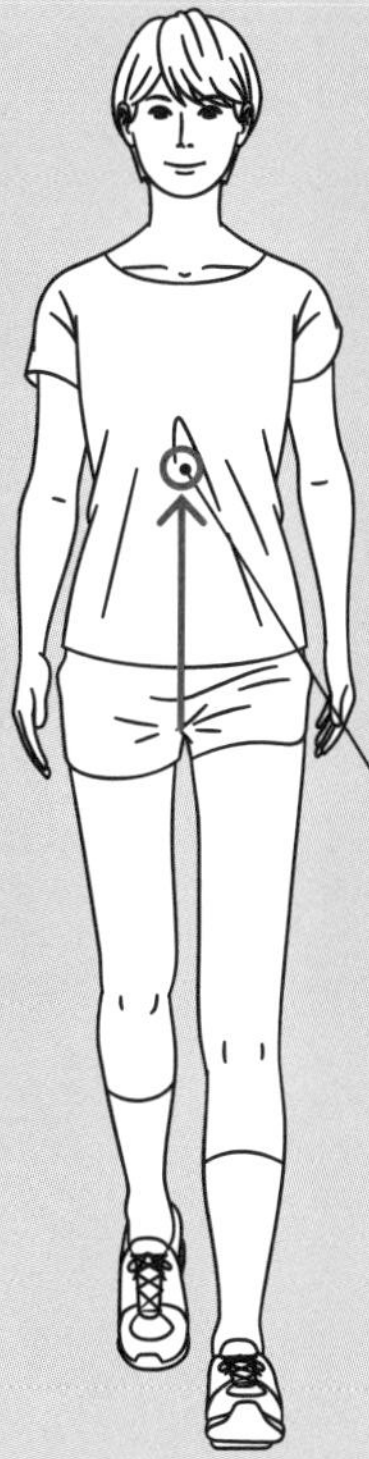

胸を張って背すじを伸ばし、10 m 先に目線を置きます。みぞおちに股関があるイメージを持ち、そこが支点になるような意識でリズムよく歩きましょう。

横

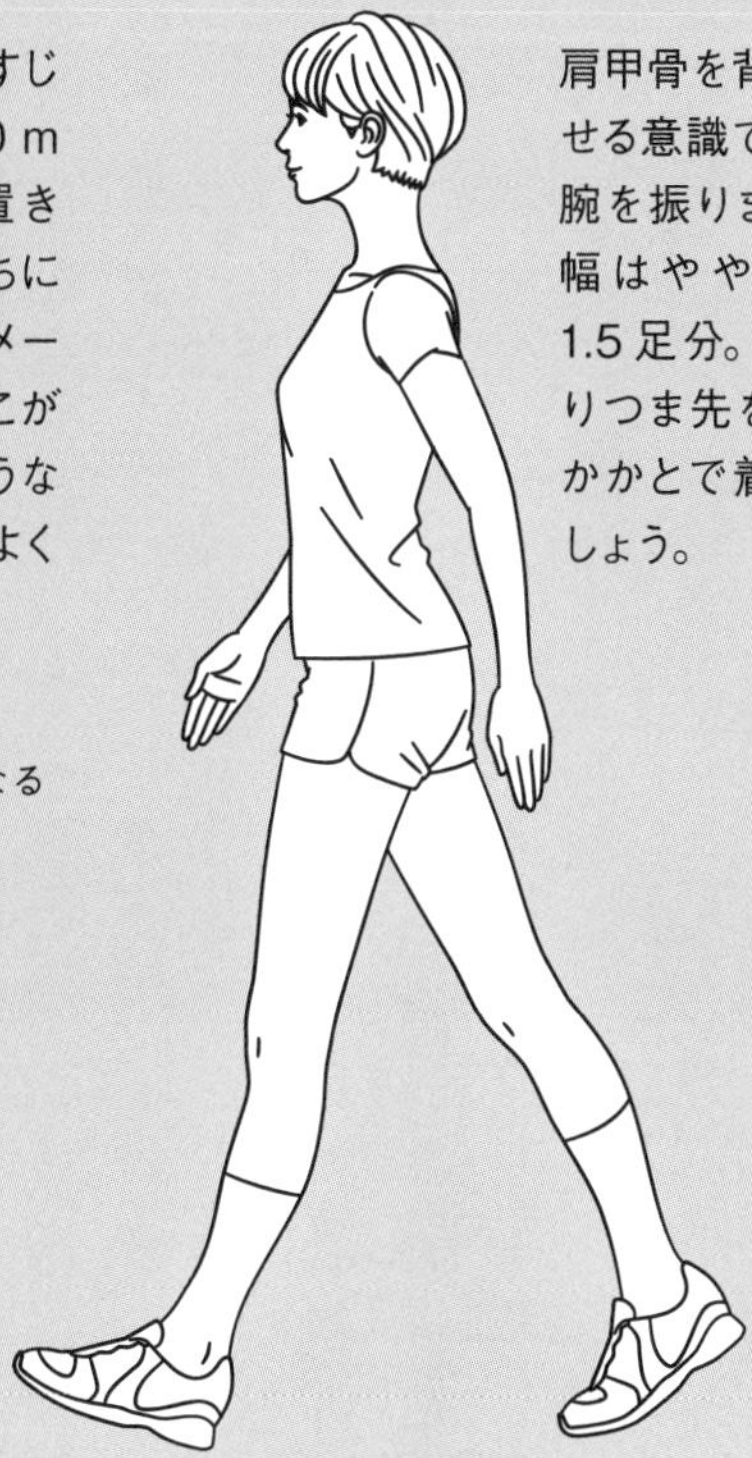

肩甲骨を背骨に寄せる意識で後方に腕を振ります。歩幅はやや広めの 1.5 足分。しっかりつま先を上げ、かかとで着地しましょう。

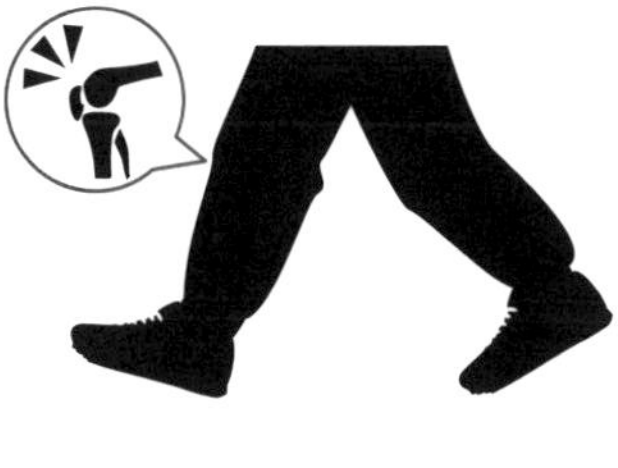

ウォーキングは骨の強化にも繋がる

着地の衝撃が骨細胞を刺激し、骨の形成が進みます。骨密度が高い丈夫な骨は、健やかな体の礎となり、骨粗鬆症も予防します。

イスに座るときは手のひらを上にする

背すじを伸ばし、骨盤を立てる

腰に負担をかけない立ち方（P.110参照）を心がけるのと同様、座るときも腰痛の予防・対策となる座り方を実践しましょう。普段からのちょっとした意識づけが、腰痛改善への近道です。

腰への負荷が少ない「正しい座り方」のポイントは次の通りです。

- 天井から頭を引っ張られているイメージで、スッと背すじを伸ばす。
- 目線はまっすぐ正面へ向け、肩の力を抜く。
- 骨盤を立てることを意識。骨盤が前や後ろに傾くと悪い姿勢になりやすく、体全体の骨格のバランスが崩れる原因にもなる。

- 背もたれに寄りかからず、イスに深く腰をかける。イスやソファにもたれた座り方は、次第に背中が丸まって腰椎に負担がかかりやすい。
- 手のひらを上にして太ももにのせて座ると、肩が自然に開いて正しい姿勢がとりやすくなる。
- ひざ、つま先はまっすぐ前へ向ける。

補足として、「骨盤を立てる」とは骨盤を前や後ろに傾けずに、左右均等に体重をのせた状態のことです。**こうした座り姿勢を保てれば、体が疲れにくく腰痛や肩こりの予防にも繋がります。**骨盤が後方に傾いた状態が続くと、背中が丸まって猫背に。逆に前傾の状態が続くと、腰が反り過ぎて反り腰になります。ちなみに、**最も骨盤が立ちやすく、腰への負担が小さいのは正座です。**

腰痛を予防・改善する座り方

腰への負担が少ない座り方で腰痛予防・対策をしましょう。背もたれは使わずに背すじを伸ばし、骨盤を立てたまま座ることがポイントになります。

正しい座り方

正面

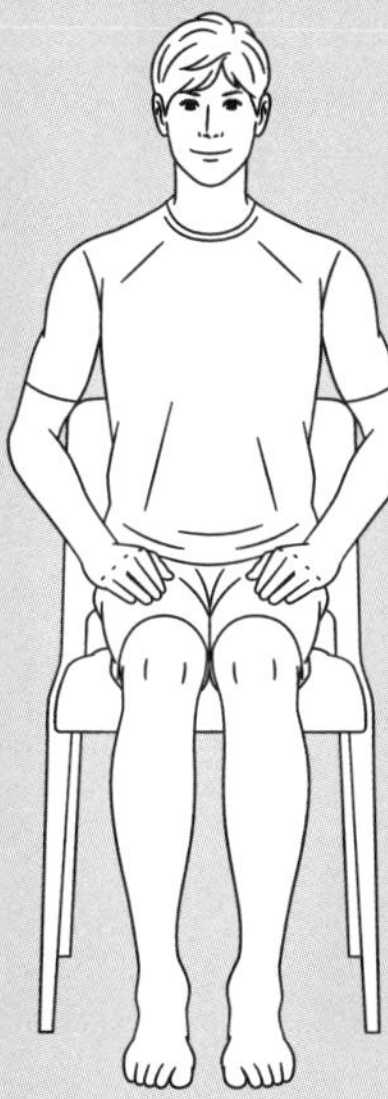

頭が吊られているイメージで背すじを伸ばし、肩の力を抜き、ひざとつま先を正面へ向けます。

横

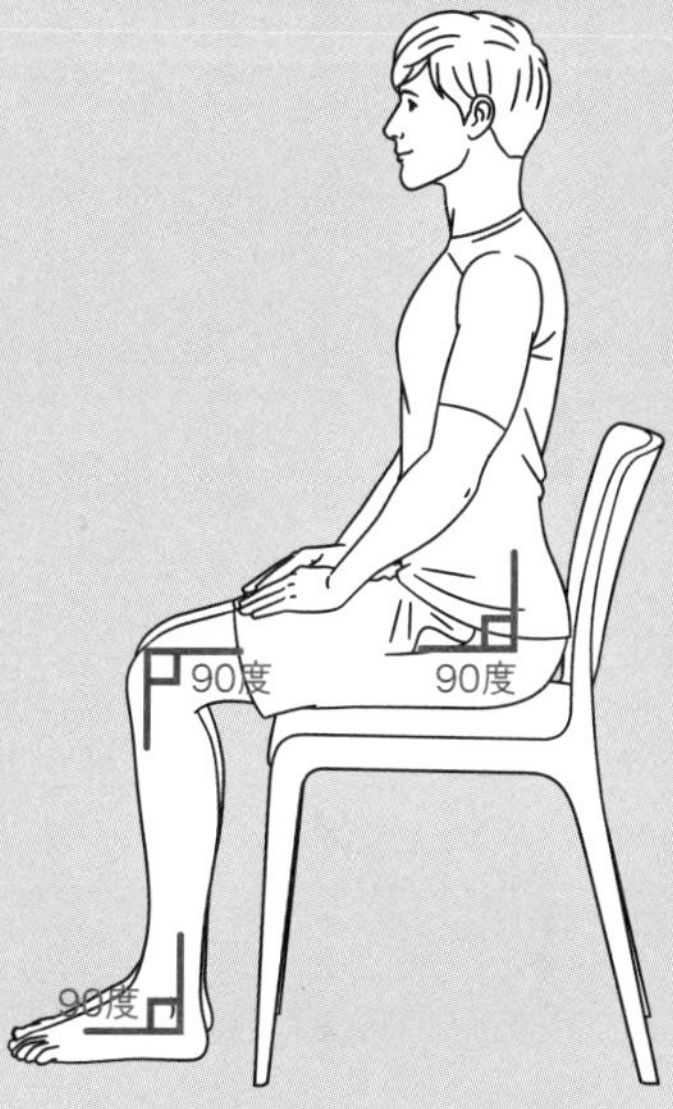

骨盤を立てたままで、イスに深く腰をかける。股関節、ひざ、足首を90度に維持しましょう。

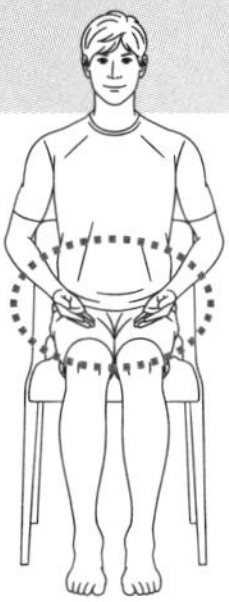

手のひらを上にして座ると正しい姿勢がとりやすい

手のひらを上に向けて座ると、肩が開きやすくなるため、自然と背すじの伸びた姿勢に。その後、パタンと手の平を下に向けると上のイラストのようになります。

腰痛が改善する寝具の選び方

枕の高さは男性75㎜、女性60㎜

体に合わない寝具を使っていると、知らないうちに不調をきたすことがあります。そのため、枕の高さやマットレスのかたさに関して、何か目安がほしいと思う人は少なくないはずです。

インターネットなどで調べても、「枕の高さは体に合ったもの」「マットレスはかた過ぎず柔らか過ぎず」といった曖昧な答えが目立ちます。また、枕の高さにこだわっても、マットレスが柔らかければ体の沈み込みが大きくなるため、枕とマットレスはセットで考える必要があるでしょう。

寝具については「16号整形外科（神奈川県相模原市）」の山田朱《しゅ》織《おり》先生が詳しく研究し、論文もたくさん書かれています。山田先生は、畳に布団を1枚敷いた状態を「適度なマットレスのかたさ」とし、この基準に照らし合わせることを提案しています。その上で、肥満などの特殊な体形でない場合、枕の高さの目安として男性は75㎜、女性では60㎜という数字を示されています。

なお、一人ひとりの体格に適合する枕の高さは、5㎜単位で異なるとも。実際に試してみると、高さが5㎜違っただけで、同じ素材でもかたく感じたり、柔らかく感じたりするそうです。

さらに、睡眠中は寝返りをうつので、仰向けでも横向きでも頭の高さが同じであることが大切です。寝返りが楽にうてることを重視し、適度なかたさで頭が沈み込まない平らで横長な枕が推奨できます。

腰に負担をかけない快眠姿勢を知ろう！

理想的なマットレスは、畳に布団を1枚敷いたかたさ。枕の高さの目安は、男性が 75㎜、女性が 60㎜。体をひねらず楽に寝返りができる高さが最適です。

正しい寝姿勢

仰向け

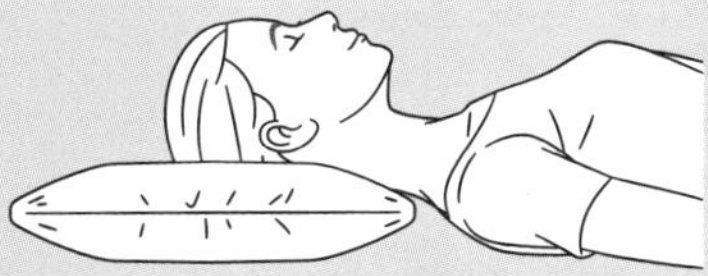

頚椎（首）の傾きがおよそ 15 度で、首がまっすぐ（ストレートネック）になる状態が、最適な枕の高さとされます。

横向き

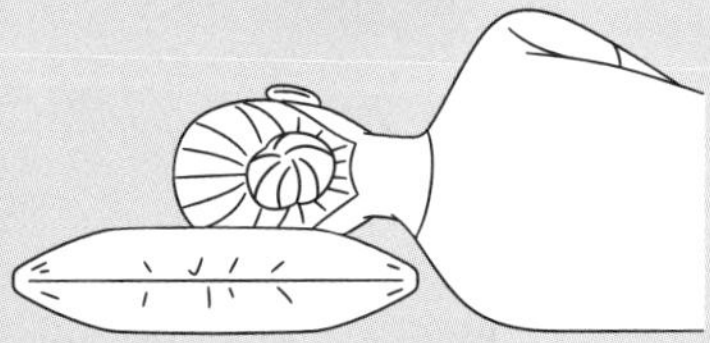

額から鼻、あご、胸骨を結ぶ線と、ベッド面が平行になるように。仰向けでも横向きでも高さは同じになります。

枕が高過ぎても低過ぎてもよくない！

枕が高過ぎる場合

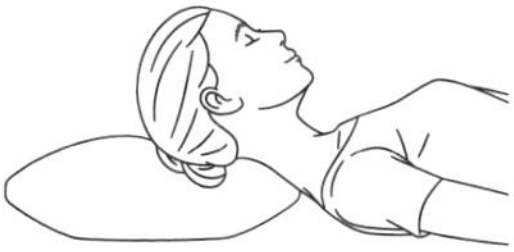

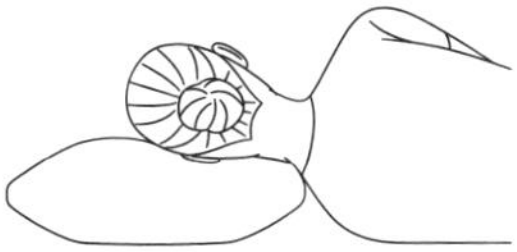

首や肩へ負担がかかり、肩こりの原因になります。首が曲がって気道が狭くなるため、いびきの原因にも。

枕が低過ぎる場合

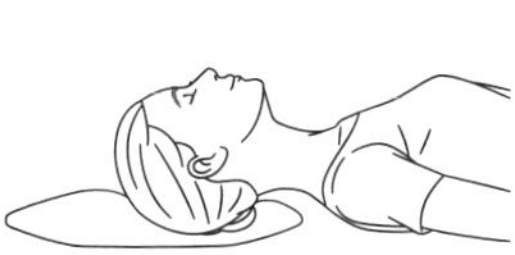

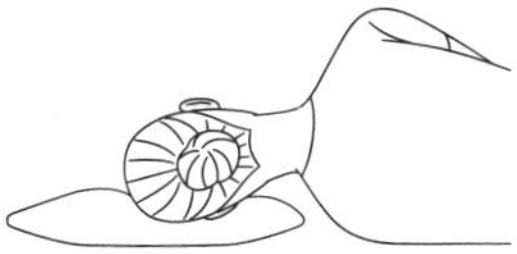

頭部に血液が流れることで、顔のむくみや不眠に繋がる場合も。頭痛や肩こりを誘発するケースもあります。

理想の高さの枕は玄関マットとタオルケットでつくれる!

枕の土台にはへたりにくい玄関マットがおすすめ。折りたたんだ玄関マットに、大判のタオルケット（半分に折って蛇腹折りにしたもの）を重ねます。高さが足りない場合は、さらにバスタオルを重ねて調整しましょう。

＼詳細はこちら！／

股関節を正しく使えば腰痛は防げる！

↓股関節から曲げてかがむのが正解

無意識にとっている「前かがみ」や「中腰」の体勢が腰に大きな負担をかけることがあります。

腰や背中を丸めて前かがみになると、腰椎と腰椎の間が緩んで、腰へダメージが蓄積されることは前述の通りです（P.40参照）。**こうしたリスクを回避するには、背中と腰をまっすぐにして、股関節から体を前へ倒すことが大切。**ふとしたことから突発的な腰痛を引き起こすケースもあるので、次のような姿勢をとるときは、腰や背中の使い方を特に意識してください。

- ●荷物を持ち上げる
- ●洗顔、歯磨き
- ●床に落ちているものを拾う
- ●下段の引き出しを開ける
- ●掃除や庭仕事などのかがんで行う作業

股関節を使って前かがみになるには、連動する骨**盤がスムーズに動かなければなりません。**ところが、腰痛のある人によく見られる、太ももの裏（ハムストリングス）のこわばりがあると、骨盤がかたまって動きが悪くなります。**股関節のスムーズな働きをフォローする意味でも、太ももの柔軟性を確保しておきたいものです。**

P.120で紹介する「グッドモーニング」と名づけた動きは、太ももの裏の緊張を解くとともに、腰に負担をかけない前かがみの仕方の練習にもなるので、ぜひ実践してください。

腰を痛めない動作は股関節の使い方がカギ

前かがみや中腰の姿勢をとるときは、股関節を支点にして体を折る（前へ倒す）こと。そのためには太ももの裏のしなやかさも大切になります。

荷物を持ち上げるとき

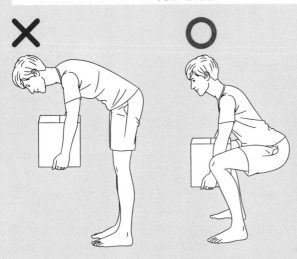

✕

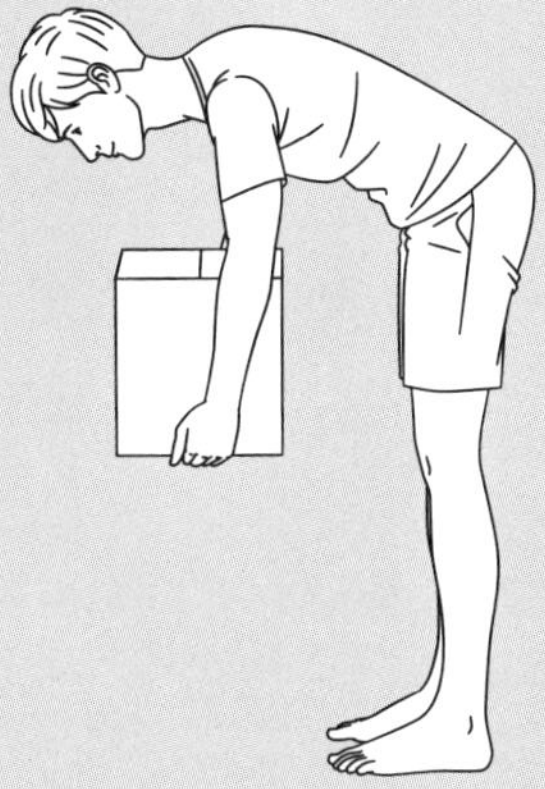

○

中腰はひざを曲げてお尻を後ろへ引く

ひざを伸ばしたまま「中腰の姿勢」をとるのは、腰への負担が大。背すじは伸ばしてお尻を後ろへ引き、ひざを曲げて体の近くで持ち上げましょう。

顔を洗うとき

✕

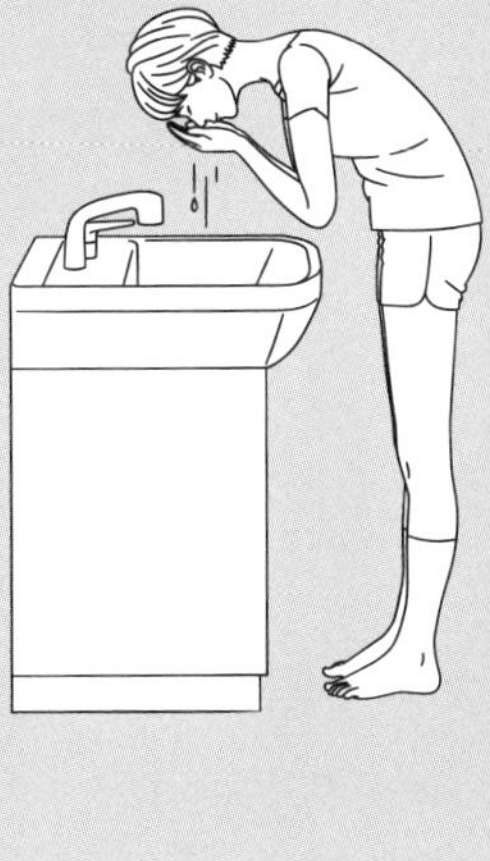

○

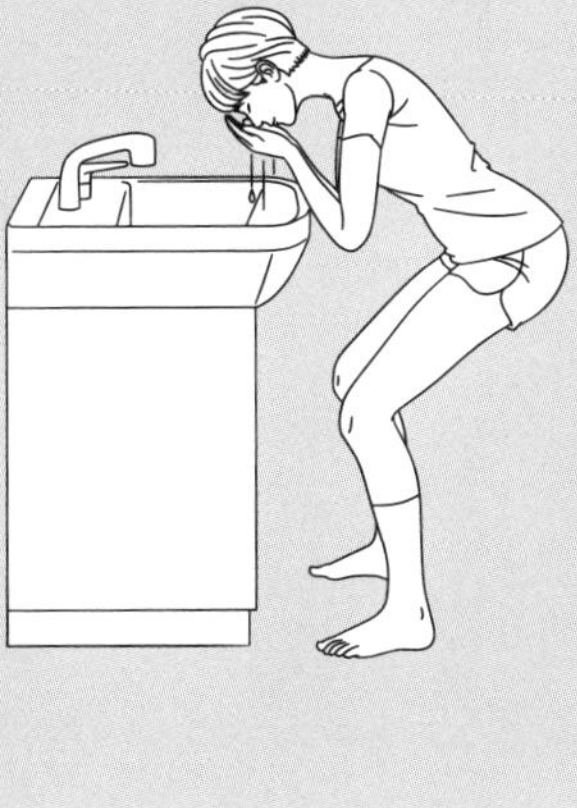

前かがみは脚を開いてひざを曲げる

背中や腰を曲げた「前かがみの姿勢」はNG。背すじと腰をまっすぐにして両脚を開き、少しお尻を突き出すようにすると、ひざは自然と曲がっていきます。

腰痛を遠ざける股関節の使い方をマスターする

グッドモーニング

本来はバーベルを担いで行う筋トレの１つ。
一見、お辞儀をして挨拶するような動作が、腰痛の原因となる
かたくなった股関節と太ももの裏の筋肉（ハムストリングス）の
柔軟性を高めてくれます。

10回
1セット

1 背すじを伸ばして立ち、足を肩幅に広げ、腰に手をあてる。

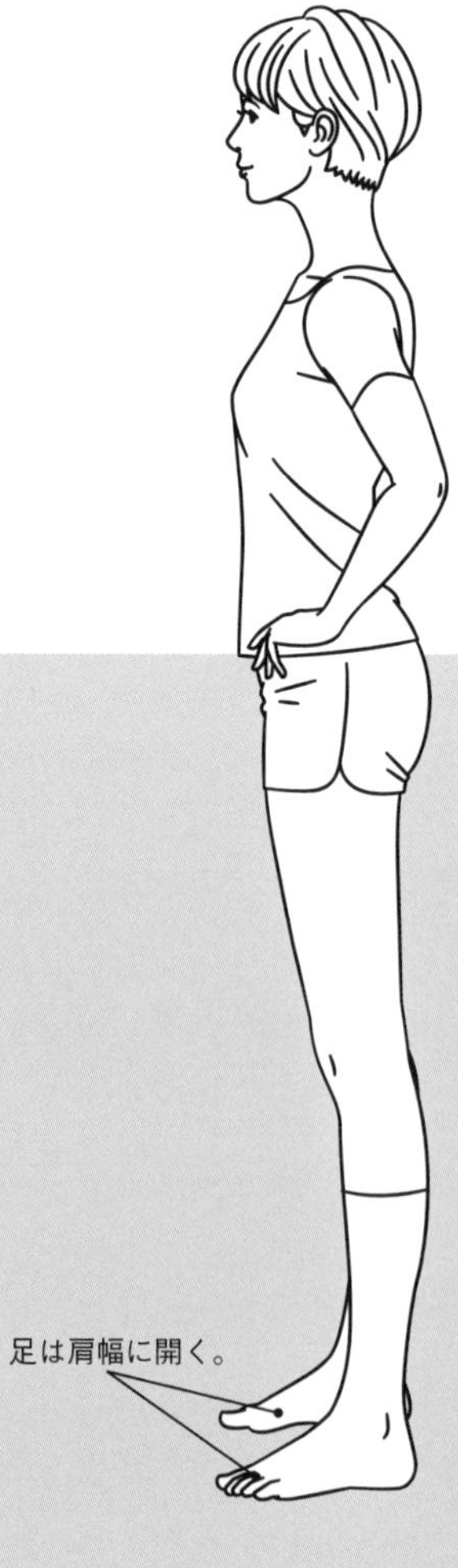
足は肩幅に開く。

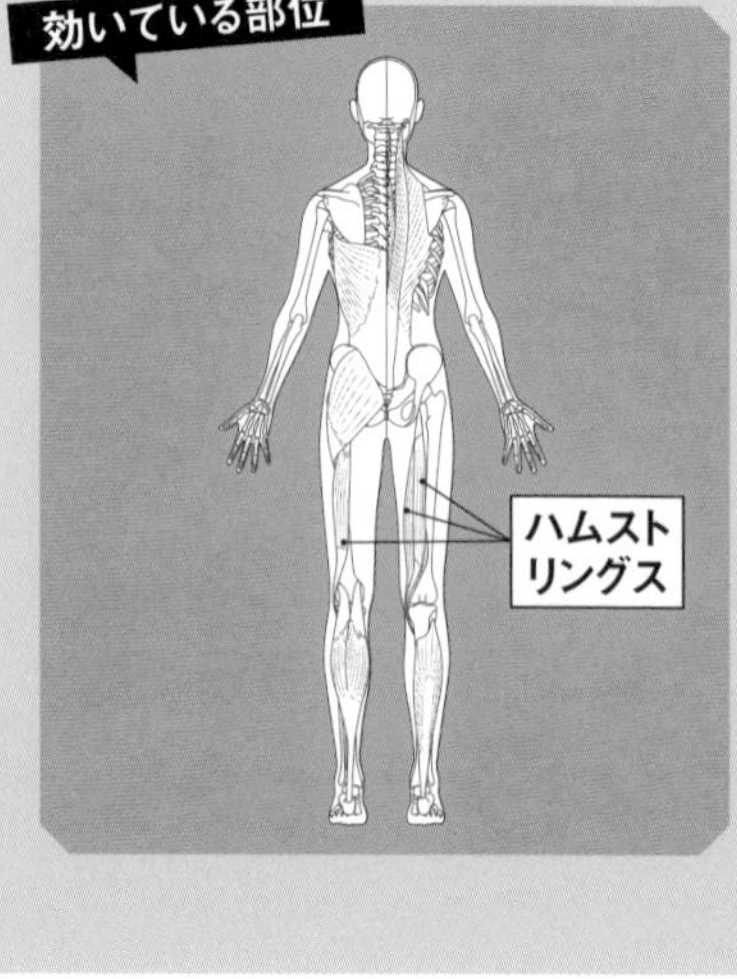
効いている部位
ハムストリングス

POINT

とても簡単な動きですが、丁寧に行うことで、
姿勢を保つために必要な筋肉や骨にしっかりアプローチできます。
重い荷物を持つなど、日常の動作による
腰の痛みの軽減を感じられれば効果が出ている証拠です。

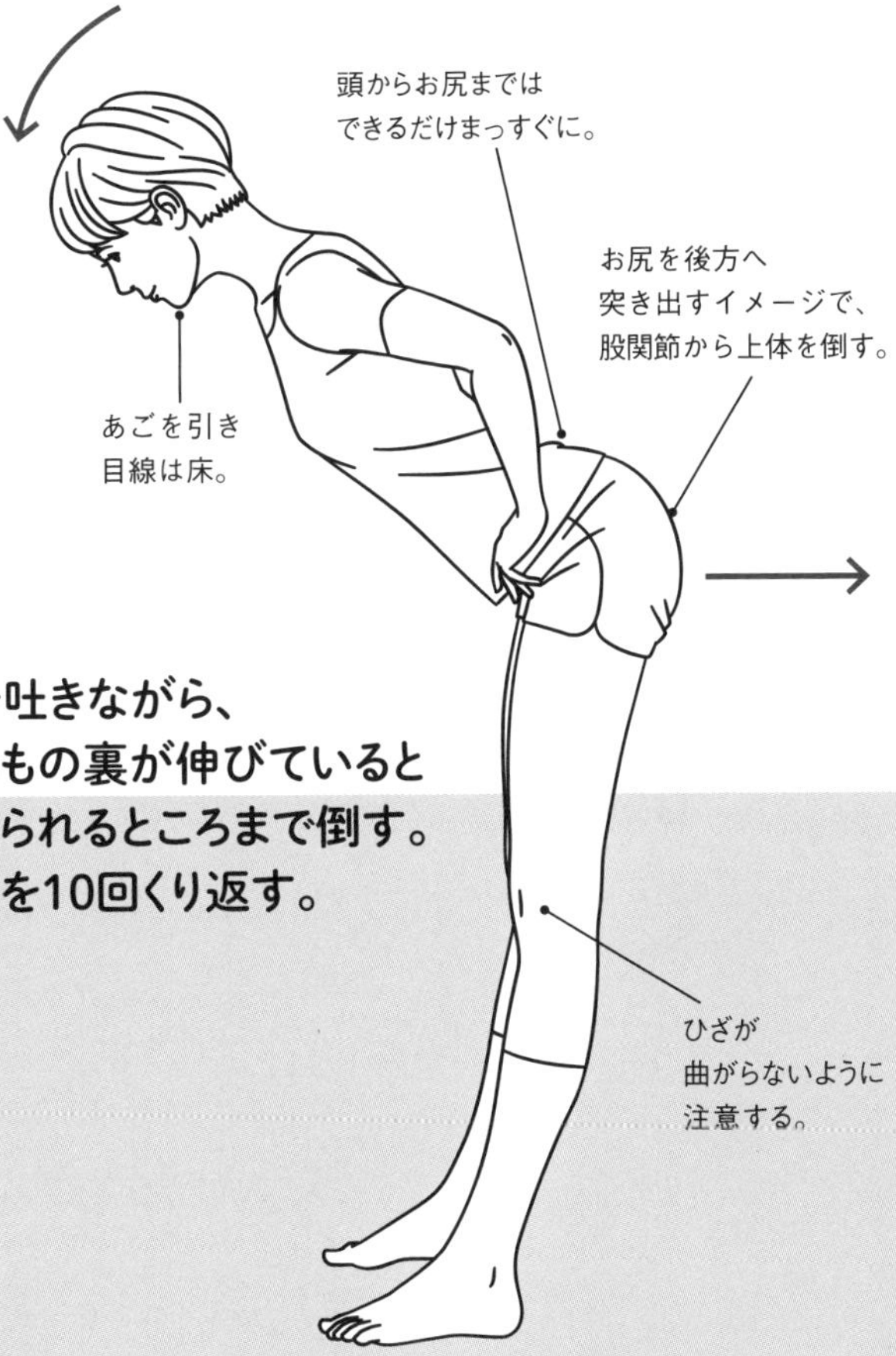
頭からお尻までは
できるだけまっすぐに。
お尻を後方へ
突き出すイメージで、
股関節から上体を倒す。
あごを引き
目線は床。
ひざが
曲がらないように
注意する。

2

**息を吐きながら、
太ももの裏が伸びていると
感じられるところまで倒す。
これを10回くり返す。**

CHECK

腰を曲げたり反らしたりすると逆効果になるので注意しましょう。
上体を倒すとき、お腹にもしっかり力を入れるとより効果的です。
太ももの裏がしっかりと伸びていることを感じられればOK。

冷えは腰痛の大敵！「温活」で腰のトラブルを防ぐ

筋肉が増えれば体温も上がる

「寒い時期になると腰痛や肩こりが起きやすい気がする」というのは、ただの思い込みではなく、冷えに対する体温調節が行われるからです。

　体が寒さや冷えを感じると、筋肉を収縮させて体熱をつくり出し、体温を上げようとします。これを「熱《ねつ》産《さん》生《せい》」と呼びますが、収縮することで筋肉はかたくなり、血流も悪化。その結果、様々な部位で痛みなどの不調が生じるのです。

　また、冷えで筋肉がかたくなっていると、急な動作に対応できません。それどころか、熱産生で力が入っている筋肉に動作時の力が上乗せされれば、過大な負担がかかって思わぬケガに繋がります。日頃から冷えを招かない生活習慣を心がけましょう。

　体熱の多くは筋肉でつくられるので、筋肉量があるほど熱の産出が増加し、体温が高くなることで冷えを遠ざけられます。特に女性は男性よりも筋肉が少ない分、冷え性になるリスクも高め。対策として筋肉を増やすことを目指しましょう。

　筋肉を鍛えるにあたり、ハードなトレーニングは腰痛を悪化させるので、エクササイズやウォーキングなど、軽めのもの（少量）から行ってください。運動による刺激は筋肉量増加のほか、筋肉を柔軟にして血行を促進する効果も期待できます。ほかにも、こまめな水分補給、入浴の温熱効果や水圧効果からも血流の改善がはかれます。腰痛予防のための「温活」習慣を始めてみませんか。

日常生活にとり入れやすい「温活」習慣

冷えが腰痛を招くこともあります。水分補給の心がけ、運動習慣や湯船で温まる習慣など、日頃からの「温活」で体をケアしていきましょう。

こまめに水分を補給する

水分補給は血流をよくし、血液中の酸素や栄養素を全身に届けやすくします。基礎代謝も上がって冷えにくい体になります。

体を動かすように習慣づける

ウォーキングやエクササイズなど、運動習慣を定着させることで筋肉の量を増やし、多くの体熱を生む体をつくります。

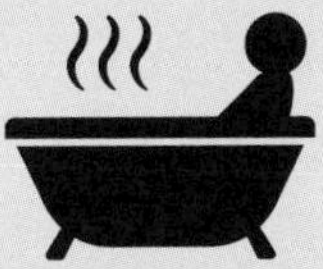

入浴は浴槽にしっかりとつかる

40度ほどのお湯につかることで、筋肉をほぐす温熱効果、血流をよくする水圧効果、さらにリラックス効果を得られます。

筋肉をつけることが冷え対策になる!

体熱の多くは筋肉がつくり出します。筋肉の量が増えれば熱の産出も大きくなって体温が上昇。結果として冷え知らずの体になります。

1日のエネルギー消費量の割合

基礎代謝の内訳

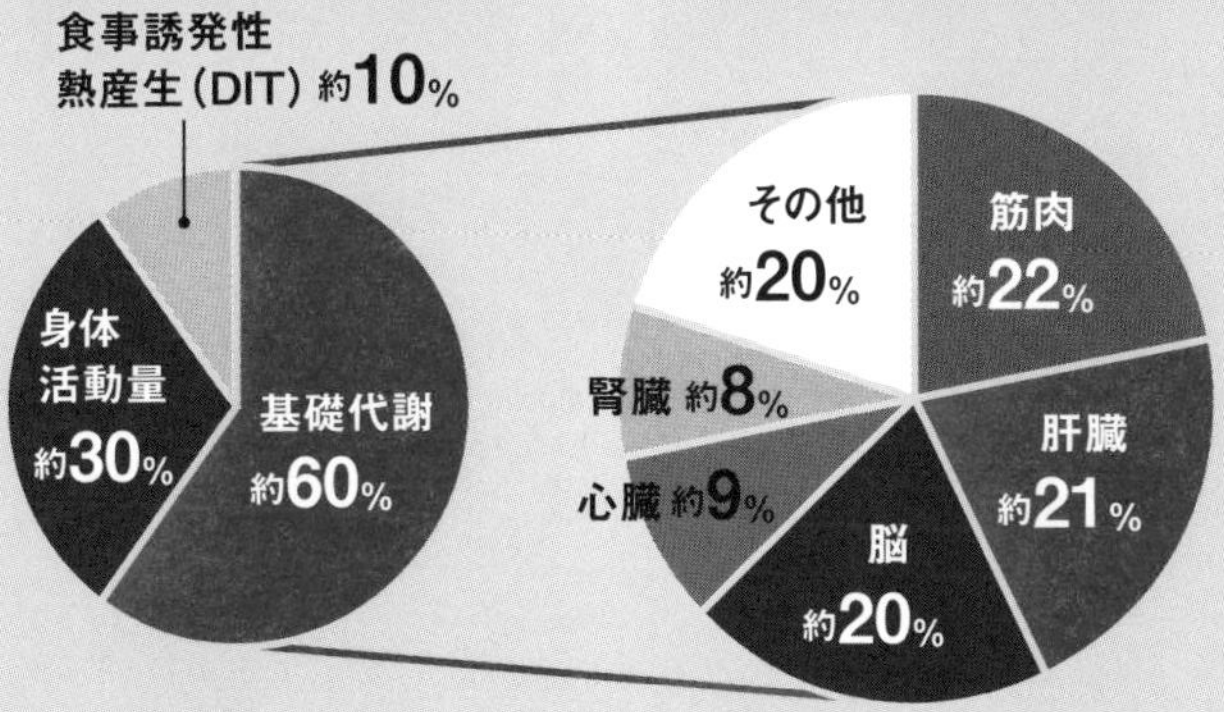
食事誘発性
熱産生(DIT) 約10%
身体
活動量
約30%
基礎代謝
約60%
その他
約20%
筋肉
約22%
腎臓 約8%
肝臓
約21%
心臓 約9%
脳
約20%

出典:厚生労働省e-ヘルスネット「身体活動とエネルギー代謝」/「ヒトの臓器・組織における安静時代謝量」糸川嘉則ほか編『栄養学総論改訂第3版』南江堂, 141-164, 2006.をもとに作成、一部改変。

体熱がつくられるのは、代謝が行われるときです。基礎代謝※の中でも筋肉の代謝量は2割以上と大きいため、筋肉が多くの熱を産出していることがわかります。筋肉をつけて体熱を量産すれば、体温も上がって冷えが解消されます。

※基礎代謝とは
体温や呼吸の維持など、生命活動のために最低限必要なエネルギーのこと。

猫背も見た目もよくなる すごいコルセット

腰痛や肩こりの予防にも効果的

コルセットといえば、真っ先に治療目的の装具を思い浮かべるでしょう。多くが腰痛の治療時に患部を固定して動きを制限する効果や痛みの緩和効果などを期待して使われます。ところが、本来は女性のボディラインを整え、胴の部分を細く見せるファウンデーション（補正下着）の一種でした。昨今では、そこに着眼したボディビルダーなどが、ウエストを細くして逆三角形の体型を際立たせようと、こぞって着用する姿をよく目にします。

　くびれた美しいウエストラインは、みぞおちの位置にある左右の肋骨がつくる角度「肋骨《ろっこつ》下《か》角《かく》」によって決まります。肋骨下角の正常値は70～90度とされ、90度以上になると胴体が横に広がり過ぎた、いわゆる「ずん胴体型」となり、ぽっこりお腹の原因に。体幹筋力も低下して、腰痛を招くこともあります。逆に狭過ぎる場合は、肋骨の内側にある「胸《きょう》郭《かく》」と呼ばれるスペースが窮屈になるため、肺や横隔膜《おうかくまく》の働きが制限されて呼吸が浅くなったり、胃《い》下垂《かすい》などの内臓下垂が起きたりします。

　コルセットで胴体を締めつけて肋骨下角を調節することで、くびれが形成できるだけではなく「背すじが伸びた美しい姿勢」がとれるようになり、猫背や前かがみの悪い姿勢が改善できるでしょう。さらに、体の重心線が体軸の中心部に近づき、偏った体バランスが矯正されるため、腰痛や肩こりの予防対策としても有効です。

コルセットで美しい姿勢をサポート

コルセットの用途として、姿勢の矯正機能に注目。肋骨下部の形態を変えて、背すじの伸びた見栄えのする姿勢をつくることができます。

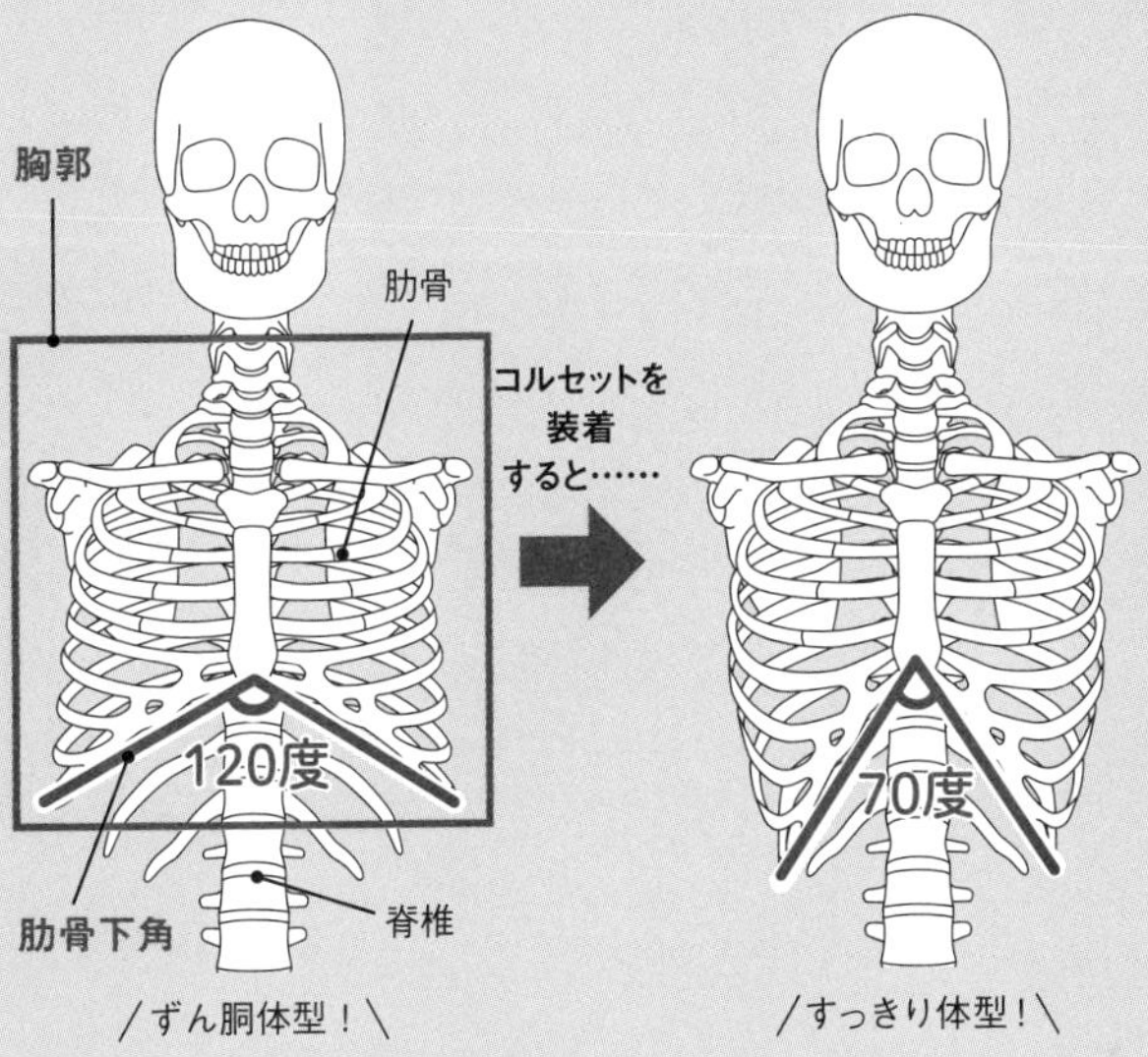
胸郭
肋骨
120度
肋骨下角
脊椎
コルセットを
装着
すると……
70度
／ずん胴体型！＼
／すっきり体型！＼

肋骨下角の調整でくびれたウエストに

肋骨下角が 90 度を超えると、ずん胴体型の原因に。70 度を下まわると、呼吸の不調が起きることも。コルセットによる適正な締めつけで、姿勢の矯正のほか、メリハリのあるボディラインが実現できます。

腰痛予防・改善に役立つアイテム

猫背を改善するための2つのアイテムをご紹介。日々のケアに加えて、姿勢をサポートしてくれるアイテムをとり入れることも腰痛の改善に繋がります。

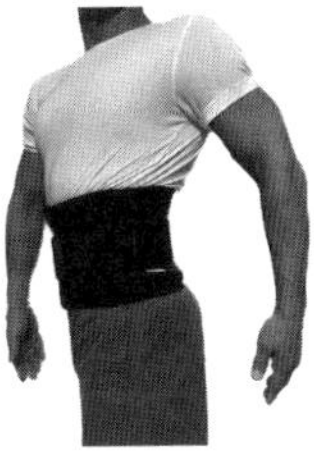

腰椎軟性装具（コルセット）

アレックス脊椎クリニックにて発売されているコルセット。腰まわりだけでなく、肋骨の下まで締めることで、背骨をしっかりと支えてくれます。

※医師の処方のもとで装具士がオーダーメイドで作成しています。

HP はこちら！

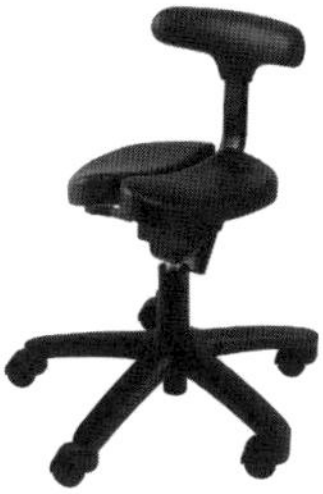

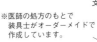

アーユル・チェアー オクトパス

世界ではじめて「坐骨」で座ることをコンセプトとした健康イス。特殊な形状と座り方で、誰でも簡単に腰への負担が少ない座り姿勢を実現できます。

※カラーはブラック、ベージュ、レッドの３種類。

HP はこちら！

おわりに

腰痛患者さんの多くは、「重いものは持たないほうがいい」「腰を反らしたり、ひねったりしないほうがいい」などと思い込んでいますが……それは誤りです。

症状がこれ以上ひどくならないよう、大事をとっているのはわかります。ただし、怖がって腰を使う生活を避けているうちに、体がどんどん弱っていってリカバリーする筋力や体力も衰えてしまいます。むしろ、腰痛前となるべく同じになるような生活をして、適度に体を動かすほうが治りを早めるのです。

トレーナーの立場からお話しをすると、腰痛のある方にはスクワットやデッドリフトなどの筋力トレーニングをおすすめしたいです。なぜなら腰痛を起こす原因のほとんどは、重いものを持ち上げるときの姿勢が悪いことと筋力不足。このトレーニングを続ければ筋力強化はもちろん、中腰や前かがみの正しいフォームも身につけられます。

適度な運動は腰痛の改善や予防だけではなく、体型としての見た目もよくします。また、脚力や体幹力も強化され、将来のロコモティブシンドロームの予防にも繋がるはずです。

腰痛と無縁になるもう1つのコツは、よく眠ることです。風邪を引いたときにだるくて眠くなるのは、休息をとって免疫力を高めようとする自律神経の防御反応によるもの。早寝早起きで睡眠時間をしっかり確保すれば、自律神経が整って病気や外部からの刺激に強く、的確に反応できる体になります。

我々にとって腰痛は身近な存在。本書を手にされたみなさんが、腰痛克服のコツをつかまれることを切に願います。

脊椎外科専門医・フィットネストレーナー　**吉原 潔**

脊椎外科専門医・フィットネストレーナー

吉原 潔（よしはら・きよし）

脊椎外科専門医（脊椎脊髄外科専門医）。医学博士。アレックス脊椎クリニック院長。日本医科大学卒業後、同大学整形外科入局。帝京大学医学部附属溝口病院整形外科講師、三軒茶屋第一病院整形外科部長を経て現在に至る。椎間板ヘルニアや脊柱管狭窄症などの脊椎内視鏡手術のスペシャリストとして、高い評価を得ている。その技術を活かして、日本スポーツ協会公認スポーツドクターとして、多くのスポーツ選手の診療も行っている。フィットネストレーナーの資格も持ち、運動療法や筋力トレーニングの指導にも精通。脊椎外科専門医とフィットネストレーナーのダブルライセンスを持ち多角的な診療で名を馳せる。

参考文献

『面白いほどわかる腰痛の新常識』（監修 吉原 潔・宝島社）
『腰の痛い人が読む本』（著者 吉原 潔・枻出版社）
『貧乏ゆすりでゆる体活』（著者 吉原 潔・二見書房）
※このほかにも、多くの書籍やWebサイトを参考にしております。

BOOK STAFF

［編集］
森田有紀、海平里実、矢ヶ部鈴香、塩屋雅之（オフィスアビ）
［編集協力］
児玉光彦、南 朋子
［装丁・デザイン］
森田篤成、益子航平（I'll Products）
［カバーイラスト］
羽田創哉（I'll Products）
［イラスト］
内山弘隆
［校閲］
玄冬書林

専門医《せんもんい》がしっかり教《おし》える

図解《ずかい》 腰痛《ようつう》の話《はなし》

2023年6月10日　第1刷発行

著　者　吉原《よしはら》　潔《きよし》
発行者　吉田芳史
印刷所・製本所　図書印刷株式会社
発行所　株式会社日本文芸社
〒100-0003 東京都千代田区一ツ橋1-1-1 パレスサイドビル8F
TEL.03-5224-6460【代表】
内容に関するお問い合わせは、小社ウェブサイトお問い合わせフォームまでお願いいたします。
URL　https://www.nihonbungeisha.co.jp/

Printed in Japan　112230525-112230525Ⓝ01（302009）
ISBN　978-4-537-22108-4

編集担当：上原